V Œ U X

D'UN PATRIOTE,

SUR

LA MÉDECINE EN FRANCE.

Il faut joindre la Philofophie à la Médecine, & la Médecine à la Philofophie.

HIPPOCRAT.

VŒUX
D'UN PATRIOTE,
SUR
LA MÉDECINE E` FRANCE,

Où l'on expose les moyens de fournir d'habiles Médecins au Royaume ; de perfectionner la Médecine, & de faire l'Histoire Naturelle de la France.

Par M. Thiéry, Écuyer, Docteur-Régent de la Faculté de Médecine de Paris, Médecin-Consultant du Roi, & Membre de plusieurs Académies.

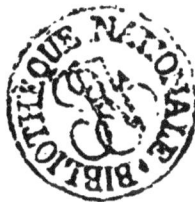

A PARIS,

Chez Garnery, Libraire, rue du Hurepoix.

M. DCC. LXXXIX.

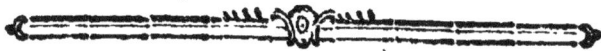

Cet Ecrit a été composé dans la jeuneſſe de l'Auteur. Il ſe contenta de le montrer, dans le temps, à pluſieurs Médecins & à des Gens de Lettres, ainſi qu'à quelques perſonnes en place. Son but étoit de conſulter les premiers, & de preſſentir les autres ſur les difficultés que pourroit ſouffrir l'exécution de ce qu'il propoſe. Ne pouvoit-il pas en rencontrer qui, touchés du bien public, s'efforceroient de faire réuſſir ſes plans? Je ſais que ce projet fut généralement approuvé par de graves perſonnages, & qu'en particulier M. Chycoineau, premier Médecin de Louis XV, à qui il fut communiqué, écrivit au jeune Auteur une lettre pleine d'éloges. M. Senac ayant été nommé pour lui ſuccéder quelque temps après, on entendit parler, vers 1756, du deſſein qu'il avoit de réduire conſidérablement les Facultés de Médecine en France. C'eſt, comme on va voir, une des baſes ſur leſ-

quelles eſt fondé le ſyſtême de Médecine qu'on va lire : on ne diſoit rien alors
de ce qu'on devoit ſubſtituer à ces Facultés à ſupprimer ; mais notre Auteur ne
détruit que pour reconſtruire plus utilement & plus ſolidement. Quoi qu'il en ſoit,
rien ne s'eſt exécuté. On voit, par ces da-
tes, que cet écrit eſt déjà ancien, & qu'il
exiſtoit avant la réception de l'Auteur
dans la premiere Faculté du Royaume.
Cependant quelque zele qu'il ait toujours
montré pour l'utilité générale, il s'eſt tenu
dans le ſilence ſur cet objet. Peu jaloux
d'attirer les regards, & négligeant les
louanges, tout le temps qu'elles ſeroient
ſans effet pour la Patrie, il a cru appa-
remment devoir attendre des circonſtances
favorables, telles que les déſirs d'un Mi-
niſtre ou d'un Archiatre qui voudroient
renouveler la Médecine en France, & qui
rechercheroient pour cela les meilleurs
moyens d'y parvenir. Mais que les temps
ſont changés ! Le Roi a raſſemblé auprès
de lui le Conſeil le plus grand & le plus

augufte ; il s'eft entouré des Repréfentans
de la Nation : tous les Citoyens font invités à manifefter les idées qui peuvent
être utiles à la chofe publique. J'ai donc
lieu d'efpérer qu'on ne m'accufera pas d'in-
fidélité en livrant à l'impreffion cet Ouvrage, dont une copie m'eft tombée entre
les mains ; & que l'Auteur lui-même ne
défapprouvera pas ma conduite, puifqu'on
ne fait que le fervir dans fes louables in-
tentions. Néanmoins je n'ai pas cru que
les circonftances aĉuelles duffent m'engager à faire quelques légers changemens
à ce Manufcrit, ce qui étoit pourtant facile ; par exemple, de changer le nom
d'Inftitut Royal de Médecine en celui de
National : outre que cet Établiffement doit être fitué au Jardin du Roi,
fondé depuis près d'un fiecle & demi, &
dont on ne peut changer le nom, pas
plus que celui du Collége Royal, toutes
les demandes de l'Auteur s'adreffent généralement au Roi plus qu'à la Nation.
Mais d'après le caraĉere connu du Mo-

narque chéri & celui du Peuple François, qui s'eft toujours diftingué par
fon amour pour fes Rois, n'eft-il pas
bien égal que des pétitions raifonnables
fe faffent à l'un ou à l'autre, le Chef de
la Patrie n'ayant d'autre volonté que le
bien'général de fa grande famille? Je n'ai
donc rien changé, & je donne cet Ecrit
tel qu'il m'eft parvenu. J'ai cru devoir conferver jufqu'aux objections que l'Auteur
avoit entendu faire dans le temps, & auxquelles fa bonhomie l'a engagé de répondre, quoiqu'il les jugeât lui-même peu
folides. On a feulement ajouté quelques
notes néceffaires, à caufe des changemens
que le temps a amenés; mais l'on a foin
d'en avertir & de les diftinguer de celles
de l'Auteur.

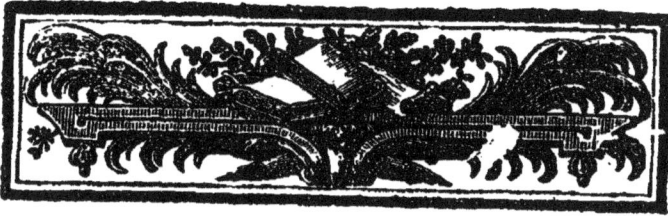

VŒUX

D'UN PATRIOTE,

SUR

LA MÉDECINE EN FRANCE.

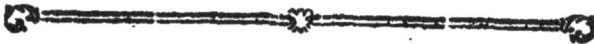

PRÉFACE.

L'ART de guérir eſt à la fois utile & néceſſaire. Enſant du beſoin qu'en ont les
hommes de tous les temps & de tous les
lieux, il a dû être cultivé dès les premiers
âges du Monde; ſon origine remonte à celle
du genre humain. La douleur, l'inſtinct naturel qui porte les animaux même à y chercher des remedes, l'expérience journaliere,
des événemens imprévus jeterent les premiers
fondemens de cet Art, fait pour s'accroître

A

succeffivement. Son but eft de conferver la
fanté préfente, de la rétablir quand elle eft
altérée, de foulager s'il ne peut guérir, &,
dans tous les cas, de prolonger la vie.

La Médecine eft utile, par ce'a feul que
fon objet eft l'étude de l'homme, dans l'état
de fanté & dans celui de maladie. Quand
donc ceux qui s'en, font les premiers occupés
n'auroient fait que l'hiftoire des alimens* qui
nous nourriffent, des poifons qui nous tuent,
des médicamens qui changent la difpofition
actuelle de nos corps, & de toutes les chofes
extérieures dont nous fommes fenfiblement
affectés ; fans doute ils auroient déjà bien
mérité du genre humair.. Mais ce qui eft
propre à cette branche de la Philofophie naturelle, c'eft que les Médecins ont décrit,
avec la plus grande exactitude, la naiffance,
les progrès, les fymptômes, les terminaifons
des maux qui affligent notre efpece, & les
moyens les plus conftatés de les guérir.
Grace à leurs travaux affidus, à leurs obfervations répétées, & à d'heureufes découvertes, la
Médecine eft devenue une Science qui a fes
principes comme les autres.

Cependant on a vu de tout temps des gens
d'affez mauvaife humeur pour la déprimer,

la tenant pour vaine & abfolument conjecturale. Si néanmoins on veut bien l'examiner
du côté de la théorie, on la trouvera principalement fondée fur la Phyfique, l'Anatomie & la Mécanique; elle fuit donc naturellement le fort de ces Sciences particulieres.
Oferoit-on dire qu'elles font incertaines ou
futiles? Et, fi c'eft la pratique de la Médecine qu'on voudroit accufer d'incertitude, il
faut favoir que ce reproche tombe en partie
fur toutes les pratiques quelconques. La Tri-
gonométrie, certaine en fes principes, l'eft-
elle également quand elle fait l'application
de fes regles? Peut-elle déterminer toujours
exactement, & à un pouce près, une diftance
un peu confidérable ?

Ne foyons point injuftes ; n'exigeons pas
dans la pratique médicinale une précifion
qu'on ne peut même toujours attendre des
Arts qui dépendent des Sciences exactes. On
ne trouve pas non plus une certitude ab-
folue, dans les affaires plus ou moins importantes de la vie. Les hommes feroient
bien malheureux, fi, pour fe déterminer en
diverfes occafions, il leur falloit attendre des
démonftrations femblables à celles des Mathé-
maticiens. On les verroit habituellement plon-

gés dans le doute, rester dans une indéci-
sion qui leur seroit trop souvent funeste.
Qu'un Géometre soit à table, qu'imbu des
préceptes de la Médecine, il se soit étudié
lui-même, son expérience & son habitude à
raisonner exactement ne le conduiront pas
pourtant à trouver la dose précise d'alimens
& de boissons qui lui sont nécessaires pour réparer ses pertes; celles-ci même, il ne les connoît le plus souvent que par un sentiment intérieur ou une sorte d'instinct. Voudra-t il suivre
son appétit? cette regle généralement la meilleure, quoiqu'elle ait nombre d'exceptions, ne
le conduira néanmoins qu'à des à peu près:
indécisions semblables au sujet de la veille,
du sommeil, des exercices, du repos, &c.

Mais heureusement ce défaut de certitude
absolue importe peu à notre conservation.
C'est que notre existence & la santé ne con-
sistent pas en un point indivisible. Toutes deux
existent & marchent assez commodément dans
une latitude plus ou moins considérable; telle
est aussi notre condition à l'égard du très-
grand nombre de nos actions. En une infinité
de cas, des à peu près suffisent à l'homme le
plus raisonnable, pour le déterminer à agir.
Alors donc qu'une véritable démonstration

nous manque , un amas de vraisemblances
doit y suppléer. Là nous trouvons la preuve
& les motifs dont il faut bien que nous nous
contentions (à moins que de vouloir rester
immobiles comme des statues) ; & quand il
ne s'agit pas d'une action morale qui peut
nous porter à quelque injustice, alors nous
devons nous contenter d'une raison suffisante pour agir. Voilà où en est fréquemment
réduite l'imperfection de la nature humaine.
C'est sur ce fond de vraisemblances & de
conjectures que se meuvent les masses de la
Société, dans le commerce civil & dans l'Administration. La Médecine auroit-elle donc à
rougir, si, à l'expérience constatée, elle joint
quelquefois la conjecture, dont l'Art de la
guerre & le sublime talent de bien gouverner
les hommes ne peuvent aussi se passer ?

Comme donc le salut public s'appuie souvent sur de simples apperçus fournis par des
exemples du passé & du présent, sur des expériences de tâtonnement , sur des conjectures amenées par la raison ; la Médecine en
fait de même ; & comme la santé , autrement la félicité publique, admet une latitude
assez vaste, nous en devons dire autant de
la conservation de l'individu. Est-il attaqué

d'une maladie vraiment inflammatoire ? les gens de l'Art font d'accord fur 'la faignée ; mais peut-on en fixer la grandeur , ou la quantité de fang à tirer , d'une maniere fi pré- cife , qu'on doive porter le fcrupule à un gros de plus ou de moins à laiffer fortir de la veine ouverte ? Nullement ; & au fond une telle recherche feroit inutile. C'eſt, ainfi qu'on vient de le drei , que la nature humaine eſt fufceptible de nombre de modifications, trop légeres pour qu'on puiffe les faifir : on les confidere alors comme des infiniment petits , ou de fi peu de conféquence qu'on peut les négliger dans la pratique, parce qu'ils ne changent point fenfiblement l'économie ani- male ; & c'eſt un ancien axiome en Méde- cine , qu'on ne doit s'occuper , du moins agir , que d'après des chofes fenfibles & pal- pables.

On objecte , d'un autre côté , que la Méde- cine n'a pas fait les mêmes progrès que les autres Sciences & Arts. D'abord nous con- feffons que les Gouvernemens n'ont pas ufé pour cela de toutes les mefures néceffaires : nous confeffons auffi que les Médecins eux- mêmes s'y font fouvent mal pris ; ils ont for- mé différentes fectes , comme en Religion.

Dans une Science principalement expérimentale, ne convenoit-il pas, ou de ne fonder aucunes fectes, ou de choifir, fans s'aftreindre à aucune, ce qu'elles peuvent avoir de bon? Mais, au lieu de fuivre des faits authentiques & de ne fe laiffer guider que par des obfervations exactes & fideles, ils fe font auffi trop livrés à la manie de tout expliquer : de là tant de vaines hypothefes ; c'eft embraffer l'ombre pour la réalité. Après ces aveux, nous croyons devoir reconnoître qu'il fe trouve dans le corps humain, en fanté, & fur-tout en maladie, un affez grand nombre de variétés qui nuifent jufqu'à un certain point à la perfection de l'Art de guérir, ou qui, pour le moins, le rendent plus difficile à ceux qui l'exercent. Ce fond variable de la nature humaine ne permet pas qu'on voie l'homme dans le même état affez long-temps. Les maladies, quand elles fe compliquent, fe revêtent de différentes formes dépendantes des tempéramens, des climats & des faifons : dans les maladies même les plus communes, on ne rencontre que rarement des chofes abfolument femblables. Il n'en eft pas de même dans plufieurs Sciences, dont l'objet eft plus fixé. Sans citer celles qui n'ont point de rapport avec la Médecine, on voit que la Botanique, la Chimie, l'Anatomie, laquelle s'exerce fur le corps mort, ne préfentent point des faces auffi mobiles, les paffions feules produifant chez nous des changemens remarquables & rapides. Les difficultés qui réfultent de là, exigent dans la pratique de la Médecine l'ufage perpétuel de la Philofophie, fans le fecours de laquelle le Médecin fera toujours très-borné. Au milieu de tant de variétés, vous trouvez pourtant dans la conftitution humaine des qualités inaltérables qu'on reconnoît toujours en y portant attention. Malgré la variété des couleurs de la peau, de la complexion, &c. l'homme refte le même par-tout, pour le Politique & pour le Médecin; celui-ci pouvant reconnoître dans des écrits de vingt-cinq fiecles les caracteres de quantité de maladies, qu'il diftinguera par les mêmes fignes qui les firent connoître autrefois.

Mais, dira-t-on, cette grande diverfité de moyens employés dans le traitement des mêmes maux, ne prouve-t-elle pas l'incertitude ou l'infuffifance de l'art de guérir? Nullement : il faudroit faire les mêmes reproches aux Arts, que la Société doit refpecter le plus. Obfervez d'ailleurs que des

maladies qui paroiſſent ſemblables aux yeux
du vulgaire , offrent à un Médecin , qui les
examine de près, des différences aſſez grandes
pour l'engager à choiſir différens ſecours. On
ne peut nier que la capacité , le génie, les
ſoins attentifs d'un Médecin n'apportent, dans
ſa maniere de traiter, des modifications aſſez
frappantes ; mais il exiſte bien d'autres cauſes
de la diverſité des méthodes curatives. Voyez
la profuſion avec laquelle la Nature nous a
prodigué ſes dons ! D'abord, dans les alimens
qui contiennent, à divers degrés, la ſubſtance
propre à nous nourrir ; en ſecond lieu , dans
les remedes dont nous pouvons avoir beſoin :
conſidérez ces claſſes nombreuſes d'altérans,
d'évacuans purgatifs ou diurétiques , d'aſtrin-
gens , d'amers , de rafraîchiſſans , d'échauf-
fans , &c. On n'a qu'à choiſir ; très-ſouvent
les gens de l'Art en font des mélanges. Les
maladies ſont-elles compliquées , comme il
arrive ſouvent ? les indications ſe croiſent ;
la méthode curative doit s'y approprier. De
plus, les Médecins trouvent dans la diete,
ainſi que dans le choix des alimens , dans
l'uſage des ſix choſes non naturelles , nombre
de moyens capables de ſuppléer aux remedes,
ou d'en modifier l'effet. Seroit-il donc poſſible

que pour le même mal apparent, ils ordonnaſſent conſtamment la même choſe? Enfin, s'il leur arrive d'être d'opinion contraire ſur le même ſujet, cela ne prouve que l'inégalité qui exiſte en ce moment dans leurs ſens & leur entendement. Mais cette diverſité de ſentimens n'exiſte-t elle pas du plus au moins dans toutes les Sciences & les Arts? Elle ſerviroit même ſouvent à faire préſumer leur exiſtence très-réelle.

Perſonne, ſans contredit, n'eſt plus en état de connoître le vrai & le faux des queſtions agitées ſur l'Art de guérir, & d'en porter un jugement ſolide, que ceux qui ont paſſé leur vie à l'étudier. Si quelques uns d'entre eux ont quelquefois témoigné y avoir moins de confiance que les autres, il vous ſera aiſé de reconnoître en cette prévention, tantôt l'eſprit de ſingularité, tantôt le déſir de ſe montrer ſupérieur à ſes confreres, qu'on déprime, en relevant devant le Public des erreurs ou des fautes, vraies ou prétendues, auxquelles le commun des eſprits s'eſt livré, & dont, à leur dire, ils ſe ſont heureuſement garantis. Vous les voyez bientôt après ſe contredire eux mêmes; reconnoître que, parmi eux, il en eſt de plus habiles que d'autres, & avouer par-là que l'Art a de la

certitude; en un mot, ils défendent ce même
Art, contre l'ignorance, les préjugés, la charlatanerie des gens qui veulent l'exercer fans
principes. En tous cas, on peut leur oppofer
dans l'Antiquité cette multitude de Médecins
Aſſyriens, Egyptiens, Grecs, Romains, Ara-
bes, &c. &, dans les temps modernes, ceux
de toutes les nations policées, qui, travail-
lant de bonne foi, fe font donné mille
peines pour ajouter quelque chofe à cette
Science, telle qu'ils l'ont trouvée de leur
temps. Quant aux fiecles préfens, on peut
eftimer qu'il y a en Europe vingt mille Médecins au moins. Les Académies en font for-
mées en grande partie. Les Souverains, les
Républiques, les villes fe les font attachés
par des honneurs & des bienfaits. Si, vers
la fin de leurs études, ils n'euſſent acquis la
conviction intime qu'ils fe rendoient réellement très utiles au genre humain, y a-t-il
lieu de penfer qu'ils confentiſſent à tromper
le monde, lors fur-tout que, déjà eftimés
pour leur probité & leurs difpofitions naturelles aux Sciences, ils peuvent, en changeant
de profeſſion, fe procurer tant d'autres
moyens de fubfifter honorablement dans la
Société?

Puifque notre fanté eft expofée à une in-

finité de caufes capables de la détruire ou de
l'altérer, nous avons tous un intérêt général
à ce qu'il y ait une Médecine réelle, folide
& bienfaifante. L'Etre fuprême, en plaçant
l'homme à côté des diverfes productions de
la Nature, nous invite à les connoître & à
en faire un légitime ufage. La liberté & l'induftrie appartiennent à une créature raifonnable. Nos Livres facrés (1) rendent à la Médecine le témoignage le plus avantageux; &
l'Antiquité profane avoit cru devoir confa-
crer aux Dieux immortels (2) l'invention de
la Médecine. Mais pourtant, direz-vous, il y
refte de l'imperfection & de l'incertitude. Nous
en convenons; & qu'elle conféquence faut-
il en tirer? C'eft fans doute que nous devons
faire tous nos efforts pour la perfectionner.
Notre vue n'eft pas affez fine pour apperce-
voir les objets que le microfcope nous dé-
couvre. Les fermerions nous pour ne pas voir
ceux qui font en proportion avec leur ftruc-
ture? Non certes; mais, tels qu'ils font, ils
nous fervent affez pour nous montrer les
corps confidérables qui nous entourent, &
les plus capables de nous faire du bien ou du

---

(1) V. Liber Ecclefiaftici, cap. XXXVIII. v. 1-7-12.
 (2) V. Hippocrat. de Vete:i Medicinâ, §. 24. M. Tull.
Ciceron. Tufculan. Quæftion. Lib. III. §. 12. L2.

mal. Confervons d'abord nos yeux dans l'état
de bonté où nous les avons ; il ne tient enfuite qu'à nous d'étendre & de fortifier leurs
ufages par le moyen des verres.

Les plaintes qu'on entend former tombent
tantôt fur la Science en elle-même, tantôt fur
les Médecins. Il fied mal à Pline l'Ancien de
fe mettre au nombre de leurs détracteurs,
lui qui a copié tant de Médecins, qui vante
des remedes fuperftitieux, & qui montre fi
peu de connoiffance de la Médecine ration-
nelle ! Nous venons d'avouer que l'Art n'a
pas encore acquis toute la perfection qu'on
peut raifonnablement efpérer. L'on ne peut
nier non plus que quelques Médecins ne font
pas doués de tous les talens néceffaires pour
exercer une profeffion fi difficile & fi importante. Mais le Public, par fes préjugés, fes
opinions hafardées, & par le mauvais choix
de ceux qu'il préfere fouvent, ne fe prive-
t-il pas lui même des avantages qu'il devroit
naturellement tirer de la Médecine ? A entendre quelques Ecrivains paradoxes, ils con-
fentiroient à invoquer la Médecine, fi elle
venoit feule fans le Médecin : ce feroit ex-
clure un confolateur ; & d'ailleurs quel Art
ne perd de fon utilité, quand l'Artifte eft ab-
fent ? Quelques autres ne fe refuferoient pas

à laiffer venir le Médecin, pourvu qu'il arrivât fans la Médecine, c'eft-à dire, dépourvu de la plupart des fecours phyfiques que la Nature a mis entre fes mains.

Un efprit droit ne perdra pas fon temps à réfuter de pareils fophifmes; il adoptera volontiers la Science, & ne rejettera pas le Médecin. Eh! où aboutiroient des prétentions fi défolantes pour de malheureux malades? nos Critiques voudroient-ils abolir la Médecine, en fermer les écoles, en brûler les livres? On ne parviendra jamais à éteindre dans nos cœurs le défir de vivre & de fe bien porter. Nous déteftons naturellement la douleur & notre deftruction. Ces fentimens font donnés par l'Auteur de la Nature, pour nous obliger, en quelque forte, malgré nous, à conferver nos corps, lefquels, dans l'érat actuel des chofes, fournillent à l'ame des occafions fréquentes de fentir, d'augmenter fes idées & par conféquent fa perfectibilité.

On l'a dit dès la plus haute antiquité. S'il y a eu quelques peuples qui fe foient paffé de Médecins, ils n'ont pas été pour cela fans Médecine. Si on vouloit qu'ils en fuffent deftitués, les hommes la rechercheroient, & privés de Médecins, tous voudroient le devenir par néceffité; mais tous feroient bien

moins inſtruits que ceux qu'on nomme tels
actuellement. Le génie humain, dans cette
ſuppoſition, ſe retrouveroit, comme dans les
premiers âges, a l'enfance de l'Art. On ex-
poſeroit les malades dans les rues, ſur les
chemins, pour demander aux paſſans ce que
l'expérience auroit pu leur apprendre ſur l'eſ-
pece de mal qui les afflige. Des inſcriptions,
des tableaux votifs, placés daus les temples,
indiqueroient au peuple les guériſons & les
moyens dont on s'étoit ſervi pour les obtenir. Mais des hommes ſenſibles, plus éclairés
que les autres, touchés du plaiſir de ſoulager
l'humanité, feroient des recueils de ce qu'ils
auroient obſervé. La connoiſſance de quelques
maladies & de certains remedes ſe commu-
niqueroit de l'un à l'autre, des peres aux fils;
elle ſe perpétueroit dans les familles. Au bout
de pluſieurs ſiecles on auroit un recueil de
faits bien vus, nombre de vérités médicales;
on jetteroit les fondemens d'un Art qui ſe
feroit perdu ; la Médecine renaîtroit telle
qu'elle étoit aux temps antérieurs à la famille
des Aſclépiades ; & après pluſieurs milliers
d'années, on pourroit la poſſéder à un degré
de perfection, tel, à peu près, que celui où
nous avons le bonheur de l'avoir maintenant.

Le fimple bon fens fuffit donc à nous faire
tirer les conclufions fuivantes. Plus ou moins
cultivée, felon les temps, les lieux, & ceux
qui l'exercent, la Médecine eft plus ou moins
utile : tantôt elle fe conduit d'après des axio-
mes, des théorèmes, des principes & des faits
évidens ; mais quand la certitude lui manque,
elle a recours à d'heureufes conjectures. Quoique principalement fondée fur l'expérience,
on doit y admettre le raifonnement ; la premiere étant fouvent trompeufe, fi elle n'eft
éclairée par la raifon. La Science falutaire mérite les encouragemens qu'on doit à l'induftrie humaine ; 1°. parce qu'elle eft néceffaire ;
2°. parce qu'elle peut être perfectionnée. Les
Gouvernemens, vu le grand but de fon objet, qui eft la confervation des hommes,
doivent s'en occuper. Que les détracteurs
d'un fi bel Art, & que le befoin force d'y
recourir, ceffent de déclamer contre ; qu'au
contraire ils fe joignent à nous pour le faire
parvenir au degré de bonté & de certitude
où il peut être pouffé. Tous alors, en re-
connoiffant fes avantages, jouiront de fes
bienfaits.

Nous avons d'ailleurs en fa faveur un pré-
jugé favorable dans l'opinion publique ; c'eft
que la bonne volonté de guérir ne manque

pas

pas aux Médecins : refte l'article de leur capacité. Ce défaut, quand il exifte, ne vient
pas toujours d'eux feuls. On doit s'en prendre le plus fouvent à des inftitutions conçues
en des temps d'ignorance, à divers établif-
fémens, bons dans leur origine, mais qui
font actuellement infuffifans, qui ont même
dégénéré & donné lieu à divers abus d'une
extrême conféquence. Pour les corriger effi-
caeement, il faut remonter à la fource du
mal, examiner la maniere dont la Médecine
eft enfeignée, & comment on s'y fait recevoir.
Il eft aifé de fe convaincre que les moyens
ufités font peu propres à former d'excellens
hommes pour une profeffion fi grave & fi
délicate. Il faut rechercher enfuite comment
on peut éviter les inconvéniens de la méthode préfente : nous allons nous efforcer à
lui fubftituer des plans, dont les avantages
foient les plus grands poffibles, tant pour le
Public, que pour l'avancement de l'Art de
guérir.

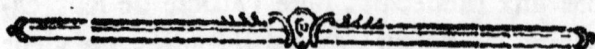

CHAPITRE PREMIER.

De la méthode actuelle d'enseigner la Médecine & d'y recevoir les grades.

Pour se mettre en état de bien juger de ces études & de ces réceptions, il faut commencer par jeter un coup d'œil sur le grand nombre d'Universités établies en France ; toutes ont leurs Facultés de Médecine. Peut-on se flatter qu'en ces dernieres, l'instruction soit suffisante, quand les Professeurs sont bornés à deux ou trois , de sorte qu'ils sont obligés de remplir plusieurs chaires en même temps ; quand des parties aussi importantes que l'Anatomie , la Botanique , la Chimie , y sont presque entiérement négligées ? Ces Facultés cependant ont le droit de conférer les titres de Licencié & de Docteur en Médecine. Si l'on suppose qu'un tel Gradué ira chercher ailleurs les connoissances qu'il n'a pu se procurer dans l'Université de sa Province , pourquoi lui accorder ses grades avant qu'il ne les ait acquises dans des voyages ? &, s'il ne sort pas de sa contrée , quel abus

de lui conférer la licence ou la permiſſion
légale d'exercer? Peut-on, ſans dériſion, reconnoître pour Médecin, confier la ſanté &
la vie, les plus grands biens que l'on ait,
à un jeune homme qui n'a fait que des études
légeres dans la plus vaſte & la plus difficile
des Sciences ? Ne peut-on pas préſumer que
le bien qu'il fera au monde eſt petit, en com-
paraiſon du mal qu'il peut cauſer par ſon
incapacité ? Elle peut même durer pendant
une longue partie de ſa vie. Ce n'eſt certainement ni la paſſion ni l'humeur qui ſont
écrire ces remarques (elles s'offrent à tout
le monde), mais le ſeul amour de l'humanité.
Cependant, ni le mérite perſonnel, ni le zele,
ne manquent point à la plupart de ces Profeſſeurs. Mais loin que les revenus de ces Facultés puiſſent ſuffire aux frais néceſſaires à
l'éducation des Etudians, il reſte à peine aux
Maîtres des honoraires pour les leçons qu'ils
donnent ſur la théorie des maladies. Trop
ſouvent ils ne touchent guere de leurs charges
que l'argent qu'ils perçoivent en conférant
les trois grades. Cette ſource féconde d'abus,
ſur laquelle il eſt inutile de s'appeſantir, vient
donc du miſérable uſage où l'on eſt de recevoir des Médecins dans de petites Uni-

verfités, où il est presque impossible qu'il s'en
forme de bons.

L'Ecole de Montpellier, par son ancienneté & ses services, s'est attiré l'attention &
la protection du Gouvernement; les Etudians
y trouvent beaucoup de secours. La beauté
du climat, sa situation entre l'Espagne &
l'Italie, invitent des étrangers à s'y rendre pour
fréquenter les Ecoles , & l'on y vient du
Nord pour la santé. Il semble cependant que
le relâchement , qui s'introduit par-tout à
la longue , a gagné aussi dans cette Faculté
qu'on nomme Université. Au sujet de ce dernier titre , on objectoit déjà au milieu du
dernier siecle, qu'il n'y avoit pas d'apparence
que nos Rois & les Papes eussent fait une
Université pour quatre Professeurs en Médecine, qu'ils étoient lors de la premiere création ; outre qu'il se trouveroit ainsi deux
Universités en une même ville. Quoi qu'il en
soit, les jeunes Médecins, persuadés, à ce qu'il
paroît par l'expérience, que les leçons, prises
aux Ecoles , seroient insuffisantes, ainsi que
l'assistance aux actes publics, se croient dans
l'obligation de faire chez des Maîtres particuliers les Cours qu'ils payent. Nous allons
voir, en parlant des Cours faits à Paris, que

quoique l'usage en soit louable en soi, il a pourtant des inconvéniens qui lui sont attachés. Mais un bien plus confidérable, & qui peut diminuer la gloire de cette Ecole célebre, c'est qu'on s'y contente de trois années d'étude pour être reçu Docteur. On demandera quel heureux génie peut savoir la Médecine en si peu de temps ? Du moins, si ces trois ans & quelques mois étoient entiérement deftinés à l'inftruction ! Mais, comme les premieres années s'écoulent sans que les Etudians soient examinés, on conçoit que la plupart ne se livrent véritablement au travail que lorfque le temps preffe de foutenir des actes pour les degrés. Emportés par les amusemens de l'âge, ils croient trop aisément se mettre en fix ou huit mois à même de pouvoir être paffés Maîtres.

L'Anatomie, la Chimie, la Botanique font fort cultivées à Paris, & avec un tel fuccès, que ceux qui, avec de l'aifance, ont quelque ardeur pour leur profeffion, viennent, après leur doctorat, reçu en Province, continuer & achever dans la Capitale des études qu'ils croient être jufque-là imparfaites. Perfonne n'ignore en Europe que Paris est en France le centre des Sciences & des Arts ; que le goût s'en répand fur tous les ordres de citoyens. Voyons pourtant si la Médecine participe autant qu'il le paroîtroit d'abord, à cette culture universelle. Remarquons en passant que, si la Chimie & la Botanique attrayent puissamment un grand nombre d'esprits, l'Anatomie & l'étude des maladies portent en elles-mêmes une sécheresse & des difficultés qui ne peuvent être vaincues que par l'ardent désir de servir l'humanité, & de se distinguer dans la profession de Médecin. Si nous examinons donc l'état des études en Médecine à Paris, nous trouverons qu'elles sont loin de la perfection qu'on y peut désirer. Le jeune homme qui arrive, commence d'abord par se mettre au fait de ce qui concerne les Cours & les Professeurs qui les donnent, parce que les lieux & les heures des leçons ne sont pas les mêmes. Ces secours paroissent se multiplier au gré de l'Etudiant, d'autant plus qu'on les donne gratuitement aux Ecoles de Médecine, au Collége Royal, & au Jardin du Roi.

On a souvent reproché à la Faculté de Paris de n'avoir point de Professeurs perpétuels : l'on convient tout à la fois que ces Ecoles ont joui d'une grande célébrité. S'il est vrai que celui qui n'occupe une chaire que pendant quelques années, n'a pas tout le

temps convenable pour rendre fes leçons excellentes, il faut dire auſſi que c'eſt un défaut aſſez commun dans toutes les Univerſités, que l'inſtruction publique y ſoit ſouvent médiocre ; parce que le Profeſſeur le
plus diſtingué s'occupe bien plus des leçons
particulieres qu'il fait chez lui, que de celles
qu'il doit à ſa charge. C'eſt par celles-là que
l'illuſtre Boerrhave attiroit à Leyde une ſoule
d'Etudians de tout âge & de toute Nation.
Ajoutons que, dans le deſſein de fournir à
la Capitale d'un grand Royaume d'habiles
Médecins, il convenoit que des Docteurs-
Régens uniſſent perpétuellement la théorie
& la pratique de leur Art. On a conçu que
cette double magiſtrature devoit les tenir
toujours en haleine, par la fréquentation des
Ecoles, où ils enſeignent tour à tour, & à
la ſoitie deſquelles ils viſitent leurs malades,
& conſultent, ſoit pour les particuliers, ſoit
pour la ſanté de tout le peuple. Auſſi le Collége Royal des Médecins de Londres a-t-il
cru de oir reconnoître en ces fonctions une
ſupériorité marquée, & le décider à admettre
dans ſon ſein, avec des diſtinctions particulieres, les Docteurs-Régens de la Faculté de
Paris, & les Médecins de la Faculté de Vienne

en Autriche, dont l'inftitution fut long-temps
affez femblable à celle de Paris.

Le Collége Royal a quatre Profeffeurs deftinés à l'enfeignement de la Médecine théorique & pratique. On y a vu, pendant deux
fiecles & demi, des Médecins célebres par leur
doctrine & par le talent de bien parler &
d'écrire. Cependant il n'eft guere poffible
qu'ils fe livrent tout entier à l'empreffement
de leurs difciples. Car, outre que le revenu
de ces chaires ne fuffit plus pour fixer le fort
d'un Savant, comme au temps de la fondation, les vacances font fi fréquentes & fi
longues au Collége Royal, que chaque Profeffeur n'y donne par année qu'environ foixante-dix ou quatre-vingts leçons.

Quant aux Cours du Jardin du Roi, il eft
reconnu que la Botanique y eft traitée en
grand & avec une magnificence vraiment
royale. Bientôt l'on parviendra à connoître
toutes les productions de ce regne fi utile à
l'homme. Il eft aifé de remédier à la briéveté du
Cours, qui ne s'étend d'ordinaire que du 10 ou
18 Juin jufqu'à la fin de Juillet. Ne faut-il pas
démontrer les plantes dans leurs différens
âges, depuis leur naiffance, les examiner furtout au temps de la floraifon & de la fructi-

fication ? Il conviendroit donc pour cela, de
diftribuer les leçons depuis le printemps jufqu'au commencement de l'automne. L'étude
des racines ne doit pas être négligée non
plus ; l'hiver feroit propre à cette démonftration. On défire auffi que les Botaniftes ajou-
tent à leurs recherches toutes celles qu'on
peut faire fur les méthodes naturelles, & fur
les propriétés médicales des plantes. Mais les
Cours d'Anatomie & de Chimie font peu
propres à nous montrer l'état de perfection où
ces Sciences font parvenues de notre temps.
Le fquelette de l'homme compris, toute l'A-
natomie eft enfeignée en une vingtaine de
leçons : on n'en donne guere que vingt-
cinq à la Chimie. Celle-ci, comme on fait,
exige des frais affez confidérables ; & le Chi-
mifte Démonftrateur peut-il y fuffire avec fes
appointemens ordinaires ? Ces leçons ne peuvent donc donner qu'une connoiffance im-
parfaite à un Médecin, exciter fa curiofité,
& lui faire fentir qu'il exifte une Chimie &
une Anatomie qu'il doit aller apprendre ailleurs. Ajoutons à ces vœux, celui d'avoir des
leçons fur l'Anatomie comparée ; elles font
d'autant plus néceffaires, que le corps de
l'homme ne fera jamais mieux connu qu'en
étudiant & comparant fes rapports avec les

organes des quadrupedes, des volatils, des poissons, des amphibies, & même des reptiles.

Suivons maintenant nos jeunes Etudians aux Cours que l'on appelle *particuliers*, & auxquels les conduit l'insuffisance de ceux qui sont publics. Les premiers se font chez des Maitres qui enseignent dans leurs maisons; ils sont ouverts seulement à ceux qui se sont fait inscrire, en fournissant pour cela la somme convenue. Ils different ainsi des autres qui sont gratuits, & auxquels, grace aux bienfaits de nos Rois, tous peuvent assister sans rien payer. Les Cours particuliers sont plus ou moins fréquentés, en raison de la réputation du Professeur, de l'envie de s'instruire de la part de l'Etudiant, & même de la persuasion plus ou moins forte où l'on est que les Cours publics sont trop foibles. Car si nos jeunes Médecins trouvoient en ceux-ci l'instruction nécessaire, se détermineroient-ils au sacrifice de leur argent? Si l'on suit des Cours particuliers, malgré l'inconvénient de la dépense, tandis qu'assez souvent on ne se donne pas la peine d'assister à ceux qui sont gratuits, c'est par la raison que nous venons de dire; elle est sensible à tout le monde. Outre la célébrité que tout Professeur peut acquérir par l'enfeignement, foit en public, foit en particulier, il fe procure par les Cours faits chez lui, un certain revenu, qui le met à même d'attendre les places, auxquelles il ne fera fouvent nommé que dans un âge avancé. Tout engage donc les Maîtres particuliers à donner les meilleures leçons qu'ils peuvent. Ajoutons que les Profeffeurs publics, ne tirant de leurs emplois que des honoraires affez modiques, ils s'accoutument à ne les regarder que comme des retraites qui leur font dues, & dans lefquelles ils peuvent fe négliger. Quelquefois cependant le même Profeffeur donne à la fois des leçons publiques & particulieres : fuivez-le dans fes deux Cours, vous trouverez le plus fouvent chez lui une nombreufe affemblée ; mais peu de perfonnes fe rendent exactement à fon Cours public. C'eft, difions-nous, que les leçons particulieres font bien plus utiles à ceux qui veulent s'inftruire, & que l'émulation parmi les Maîtres y eft bien plus excitée. On voit affez que, dans les Sciences & les Arts de pur agrément, l'Adminiftration peut bien fe repofer fur ce qu'elle a fait jufqu'à préfent pour les maintenir ; elle peut abandonner le refte au génie, à l'induftrie des particuliers, & à une louable ambition. Mais, en ce qui touche

la confervation des hommes, confiée à l'Art
de guérir, il importe extrêmement que l'éducation de ceux qui s'y deftinent foit très-
foignée, afin de les rendre très-habiles à fervir utilement la Patrie.

Il feroit fans doute à défirer que tous ceux
qui fe deftinent à cette profeffion utile & néceffaire, fuffent nés avec une fortune qui les
mît à même de faire de longues & bonnes
études ; mais la plupart n'ont pas ce bonheur
en France, on y préfere des états plus bril-
lans & plus lucratifs. D'un autre côté, c'eft
une expérience faite en toutes les Nations
& en tous les fiecles, qu'une Loi qui ref-
treindroit aux feuls aifés le privilége de faire
la Médecine, feroit pernicieufe à la Société &
au progrès de l'Art ; puifqu'on a vu s'élever
du fein de la médiocrité la plus étroite, de
la pauvreté même, des Médecins diftingués
par leurs talens & leurs écrits. Formons donc
des vœux pour que tous ceux qui joignent
à un bon efprit de la probité & du zele,
puiffent non feulement fe vouer à la Médecine, mais encore s'y inftruire autant que
l'exige une Science fi vafte.

Il vous eft aifé de voir un inconvénient
attaché à la fréquentation de ces Cours différens, & qui affecte Paris fpécialement ; c'eft

la perte du temps. Le Collége Royal , le Jardin du Roi, les Ecoles de Médecine font
affez diftans les uns des autres. Et certes , le
bon emploi de tous les momens doit être
compté pour beaucoup dans l'étude d'un Art
long & difficile. Ne feroit-ce donc pas un fervice effentiel à rendre dans l'âge précieux de
la jeuneffe , que de placer dans le même lieu
les Profeffeurs & les Cours indifpenfables pour
les Médecins ? On fe fauveroit par-là d'une
autre incommodité : fouvent ces Cours fe
croifent. L'Etudiant qui a de l'ardeur , voudroit ne rien perdre. Il faut pourtant qu'il
facrifie telles leçons à telles autres. Vous le
trouverez quelquefois dans une incertitude
affligeante à ce fujet. Vous concevrez les difficultés qui augmentent fes doutes par une réflexion fimple. Le temps que fa famille lui
accorde pour refter à Paris, eft borné le plus
fouvent. Le Cours qu'il eft obligé de perdre ,
il eft à peu près convaincu de ne le retrouver
jamais en fa Province.

Un troifieme inconvénient, affez confidérable , c'eft que les différentes leçons dont
notre jeune homme s'empreffe de profiter ,
ne forment point un plan fuivi d'études , un
corps plus au moins complet de Médecine.
Qui lui donnera donc ce fil qui doit le con-

duire ? L'ordre dans les études eſt pourtant
ſi néceſſaire , que les plus habiles le recommandent dans l'Art d'enſeigner les Sciences
& la Littérature. En Médecine , laquelle eſt
ſi étendue , chaque Profeſſeur traite ſa partie
à part , ſans conſidérer communément la
liaiſon qu'elle doit avoir avec le tout. Vous
voyez , d'un autre côté , que de jeunes gens ,
emportés par l'ardeur , veulent entendre preſque tous les Maîtres , quand cela ſe peut ;
ils en ſuivent quatre à cinq à la fois. N'eſt-
il pas à craindre que trop de travail n'en diminue le fruit , & qu'en hâtant trop l'acqui-
ſition des connoiſſances , on ne les rende
imparfaites & confuſes ? Ainſi les Maîtres & les
Diſciples concourent à faire diſparoître l'eſprit de méthode , & l'ordre naturel dans
lequel les idées doivent ſe ranger. De plus ,
le Profeſſeur , dans ſon Cours public ou particulier , fait la leçon qu'il a préparée , &
s'occupe peu de la proportionner à la capacité de la plupart des Auditeurs ; & , s'il ne
les connoît pas , comment ſaura-t-il que l'un
commence & l'autre acheve ſes études ? Il
ſe ſert fréquemment d'un langage que pluſieurs ne peuvent encore entendre. Il parle
Chimie à ceux qui ont à peine les premieres
notions de Phyſique ; de maladies internes &
externes à ceux qui ignorent juſqu'aux élé-

mens de l'Anatomie & de l'économie animale. Il propofe de nouvelles méthodes de
guérir, quand ils n'ont pas de principes de
Pathologie, &c. &c.

Si l'on vouloit donc accélérer & affurer
les progrès des jeunes Médecins, il faudroit
leur offrir un plan d'études le plus régulier
& le plus méthodique. Les connoiffances les
plus néceffaires devroient les conduire des
unes aux autres, & s'appuyer réciproque-
ment. On détermineroit les études de la premiere année, quelles feroient celles de la feconde, & ainfi des fuivantes. Il eft poffible
fans doute, en ce fiecle éclairé, de trouver
ce meilleur plan d'études, & de le rendre général à nos Etudians. Mais, fans une bonne
méthode, quel chaos dans la tête du jeune
homme, que cet amas immenfe & rapidement
acquis de vérités & d'obfervations d'Anatomie, de Botanique, de Chimie, de matiere
médicale, de Médecine, & de Chirurgie !

L'on vient de voir plufieurs défavantages
propres aux études de Médecine, faites en
Province, à Montpellier, à Paris. Il en eft
d'autres qui leur font communs; &, parmi
ceux-ci, il fe trouve de véritables abus, qui,
tout le temps de leur regne, porteront à
l'Art de guérir les coups les plus funeftes,
& retarderont long-temps fes progrès.

D'abord, dans le fyftême actuel de nos études, il n'eft point queftion de Mathématiques ni de Phyfique. On a fuppofé, fans doute, que ces connoiffances préalables avoient été prifes dans l'Univerfité, où l'on s'eft fait paffer Maître-ès-Arts. Cependant on fait qu'en Province fur-tout, ces Sciences ne paroiffent guere fur les bancs. Il eft connu d'ailleurs combien ces Lettres de Maîtres-ès-Arts font aifées à obtenir, & l'on fait qu'il en eft quelquefois arrivé par la pofte. Il importe néanmoins que les Médecins n'ignorent point les premiers élémens des Mathématiques, & qu'ils foient fuffifamment inftruits de la Phyfique. Peuvent-ils faire un pas dans la théorie & la pratique de leur Art, fans en avoir un continuel befoin ? L'ancien nom de Médecin eft celui de Phyficien ; ces termes font encore fynonymes chez plufieurs Nations. L'union intime de ces deux Sciences a donné lieu à un axiome (1) qui indique le temps où elles fe féparent. Hippocrate a connu ces vérités ; il recommandoit à fes Difciples l'étude des nombres & de la Géométrie : il vouloit qu'ils alliaffent la Phyfique & la Philofophie à la Médecine ; qu'elles marchaffent

_____

(1) Ubi definit Phyficus, ibi incipit Medicus.

de front comme des fœurs inféparables; il prouve par fes écrits, les fecours qu'on peut tirer de cette union pour conferver la fanté & guérir les maladies On ne peut, moins en notre âge qu'en tout autre, négliger ces utiles préceptes.

Il eft très-rare qu'en France on emploie des livres imprimés dans l'enfeignement de la Médecine. Les bons efprits qui ont examiné les Cours de Belles-Lettres & de la Philofophie dans les Colléges, ont fait à ce fujet des remarques intéreffantes. Il y auroit deux partis à prendre pour les Profeffeurs; celui de dicter eux-mêmes leurs cahiers, ou d'expliquer la doctrine de vive voix, fans rien dicter. Quelques-uns fe fervent des deux moyens à la fois. On manque pourtant fon but en partie; car, en dictant, le Maître emploie à peu près un tiers du temps; c'eft autant de perdu pour l'inftruction verbale. Ajoutons que les cahiers fe multiplient à l'infini, que les Difciples les rempliffent de fautes. S'il ne dicte pas, le Maître, en évitant un mal, tombe en un autre, peut-être plus confidérable. La mémoire la plus heureufe ne fe rappelle pas toujours ce qu'on n'a entendu qu'une fois. Nos Etudians, que l'expérience en a convaincus, fe hâtent d'aller écrire chez eux ce qu'ils ont

C

pu retenir de la leçon. Mais, comme ils peuvent perdre ainfi des chofes effentielles, ceux
qui ont plus d'aptitude, écrivent dans le
temps même que parle le Profeffeur. Quelque imperfection qu'aient prefque toujours
de pareils écrits, ils ne laiffent pas d'être re-
cherchés. Pour les avoir en poffeffion, les
Etudians les copient eux-mêmes. La réputation du Profeffeur fait fermer les yeux fur
le peu de fuite, fur les fautes même qui fe
trouvent en ces leçons, ainfi enlevées ; le
Maître auroit peine fouvent à s'y reconnoître ;
pour le moins feroit-il forcé d'en défavouer
une grande partie. On voit que d'une façon
ou d'une autre, nos jeunes Médecins font
obligés de perdre, à écrire, un temps affez confidérable ; à écrire, dis-je, bien des chofes
inutiles. Des livres claffiques imprimés fur
toutes les parties de la Médecine, feroient
difparoître de tels inconvéniens. Ces livres
ferviroient de bafe aux explications des Maîtres. Chaque jour, les Difciples prépareroient
chez eux la leçon qu'ils doivent entendre ;
ils la répéteroient, & la méditeroient après.
On commence à fentir dans l'Univerfité de
Paris, les grands avantages des Livres claffiques imprimés. Il faut que ceux de Médecine foient clairs & ferrés ; que dégagés de
futiles hypothefes, ils préfentent de grands

réfultats de faits avérés ; que le ftyle d'aphorifme, qui eft le plus convenable, n'entraîne
pourtant aucune obfcurité.

Dans des réformes projetées en différens
temps, on a voulu fupprimer les Thefes &
les argumentations des exercices de Médecine.
Déjà Ramus, trop ami de nouveautés qui lui fu-
rent fi funeftes, les avoit profcrites des Cours
de Philofophie, de Théologie & de Médecine.
Nous laiffons aux Théologiens à décider fi
la Scholaftique doit être tellement bannie de
leurs études, que la Théologie refte fimplement
pofitive. Mais il nous paroît que la Philofophie & la Médecine peuvent tirer parti des
Thefes & de la forme fyllogiftique. Le même
Auteur ne paroiffoit pas fort porté pour les
examens ; & l'on ne voit pas trop ce qu'il
fubftituoit à ces fortes d'épreuves établies par
un long ufage. M. le François, Médecin de
la Faculté de Paris, écrivant dans le temps
de la Régence, a témoigné une grande aver-
fion pour les Thefes de Médecine. Nous ne
devons donc pas être étonnés que dans quelques pays on en foit venu à rejeter abfolument les Thefes en cette Science. Nous donnons, fans contredit, une préférence marquée aux examens. Leur utilité pour reconnoître la capacité des Sujets, eft tellement

saisie par le simple bon sens, qu'ils ont été ordonnés à la Chine pour toutes les professions, même pour les Militaires. Quant à l'argumentation, on ne peut nier qu'elle ne développe & ne fortifie l'esprit ; que le syllogisme est serré & pressant ; qu'ainsi une dispute réglée est propre à exercer la jeunesse. Et quant aux Theses en elles-mêmes, il est certain qu'on y a vu soutenir le pour & le contre souvent dans le même temps ; ce qui peut inspirer de l'indifférence pour quelques vérités dans l'esprit du Public, & fomenter les déclamations vagues sur l'incertitude de l'Art de guérir. Cependant les questions mises en problème, & le doute si souvent employé dans les Theses, ont souvent conduit à la vérité. L'expérience a montré, d'une part, que si un grand nombre de ces dissertations inaugurales ne nous ont présenté que des ouvrages oiseux qui ne nous apprennent rien, d'un autre côté il s'en trouve qui ont fait date pour l'avancement de la science. Celles-ci méritent donc qu'on fasse grace à leur cause. Il est aussi reconnu par l'expérience, que des Médecins déjà formés, & qui se font recevoir à la Faculté de Paris, ont considérablement profité dans le Cours de leur Licence, par le mélange combiné des exercices dont nous parlons,

Mais un mal plus grand de la méthode actuelle, est la briéveté des études bornées à trois
ans. L'Edit de 1707, si sage d'ailleurs, n'e-
xige que trois ans & trois mois (1) à toute
rigueur. On ne pouvoit pourtant ignorer ni
l'ancien Statut du Corps des Médecins de Paris, porté l'an 1272, qui détermine à neuf
ans la durée du Cours en Médecine, depuis
ses premieres leçons de l'Art jusqu'au doctorat, ni l'Ordonnance de Louis XII, qui fixe
à huit années l'espace de temps pendant lequel les Etudians en Médecine pourront jouir
des priviléges académiques. Si l'on prétendoit
que les études devoient être prolongées alors,
parce que l'enseignement n'étoit pas aussi bon
qu'il est aujourd'hui, nous en conviendrons
aisément ; mais aussi doit-on répondre que
l'Art n'étoit pas à beaucoup près si étendu. La
moindre attention sur les connoissances les
plus indispensab'ement nécessaires à cette profession, suffit à faire voir qu'il faut des études
fort longues à celui qui, en cette partie, as-
pire au titre de bienfaiteur de l'humanité souffrante. L'homme tient à tout dans ce monde
où la Providence l'a placé. Il ne peut vivre

---

(1) Voy. l'article XIV de cet Edit.

C iij

fans air & fans nourriture, & leurs qualités
peuvent s'altérer. Les maladies font nombreufes; il faut en favoir l'Hiftoire, & l'on
ne peut l'obtenir que par l'obfervation. Le tableau n'en fera ni complet ni fidele , fi
l'on ne compare les différens traits que nous
en ont tracés les Maîtres de l'Art en différens fiecles & en divers lieux. Y a-t-il lieu
d'efpérer que de pareilles études s'acheveront
heureufement en trois ans ? On ne peut être
que furpris de ce relâchement, quand on fe
rappelle qu'en 1696, en Juillet, moins d'onze
ans avant l'Edit de 1707 publié en Mars,
une Déclaration du Roi, enregiftrée en Parlement, ainfi que l'Edit, avoit ordonné qu'on
n'admît aucun Ecolier aux degrés de licence
& de doctorat, à moins qu'il ne fût Maître-
ès-Arts , & qu'après avoir fait fes études en
Médecine pendant quatre années entieres ,
fous peine de nullité de ces degrés, & d'in-
terdiction contre les Docteurs & les Profeffeurs contrevenans. Seroit-ce même trop, que
d'exiger fix à fept ans de travail affidu à l'é-
tude d'une profeffion fi utile & tout à la
fois fi longue ?

Mais comment s'affure-t-on que l'Etudiant
a dignement employé les trois années d'é-
tude exigées par la Loi ? C'eft principalement

par les examens. Mais ils fe font dans le fe-
cret : les feuls Profeffeurs y affiftent , & inter-
rogent le récipiendaire. La faveur ne peut-elle
pas s'y gliffer aifément ? Pourquoi le Public
ne feroit-il pas admis à ces examens ? Il eft
admis aux Thefes , dira-t-on , elles font toujours publiques. *Je* réponds que les argumens
peuvent être communiqués avant l'acte ; & ,
en écartant tout foupçon à cet égard, il eft
clair que l'examen eft bien plus propre qu'une
Thefe à faire juger de l'aptitude & des connoiffances de celui qu'on va bientôt faire Médecin ; qui aura , par conféquent , le droit
inconteftable de traiter les malades. Quelle
confiance à donner plus grande , que celle de
remettre entre les mains d'un autre fa fanté
& fa vie ? On peut donc défirer que les examens en Médecine foient auffi publics que
tous les actes qui doivent concourir à l'ob-
tention des grades.

Remarquons à ce fujet , que , dans les Sciences & les Arts , il en eft plufieurs dont les
effets font affez fenfibles , pour que tous puiffent à peu près en juger fainement. Mais il n'en
eft pas de même en Médecine ; le témoignage
des fens , un certain goût naturel , ne peuvent
mettre la maffe du Public à même de porter.
un jugement raifonnable fur une Science fi.

vaſte & dont il n'eſt point inſtruit. Tout à la
fois les ſuccès ne peuvent toujours ſe calculer.
Sans parler de la ſanté plus ou moins parfaite qui
ſuccede à la maladie, la guériſon & la mort,
objets ſi frappans & ſi oppoſés, ne peuvent
ſe juger qu'aſſez difficilement ; & l'arrêt, dans
un très-grand nombre de cas, ne peut être porté
que par des gens très-éclairés. Quel que ſoit
l'événement, à la fin des maladies graves,
à qui doit-on l'attribuer, à la Nature, ou à
l'Art ? Tous deux tendent à notre bien ; mais
lequel des deux a influé le plus dans le fait
heureux ou malheureux dont le Public eſt té-
moin ? De pareils problèmes ne peuvent ſouvent ſe réſoudre que par les plus habiles Médecins. Mais on ne les admet pas le plus
communément dans ces jugemens. Néanmoins
l'opinion publique ne peut aſſeoir les ſiens,
à cet égard, que ſur un très-grand nombre
de cas, heureux ou malheureux, arrivés au
même Médecin, ſur ſes qualités perſonnelles
& les études qu'il a faites. On voit donc combien il importe qu'aucun homme ne ſoit déclaré par les Loix capable d'exercer l'Art de
guérir, que quand il a fourni devant le tribunal réuni du Public & des Maîtres dans
l'Art, les preuves évidentes & authentiques de
ſa capacité.

A cet abus de la méthode actuelle, s'en joint

encore un autre, lequel peut feul caufer les
plus grands défordres dans la Médecine
& dans la Société. Nous parlons des fommes
données aux Profeffeurs pour obtenir des degrés; elle varie dans les différentes Univerfités. Qu'elle foit plus ou moins forte, n'en
réfulte-t il pas qu'ils font intéreffés à recevoir le plus de candidats qu'ils peuvent? Vous
pouvez, fans doute, être fûr que tout le
temps que cette coutume aura lieu, vous ne
manquerez jamais de Médecins; mais vous
devez vous attendre auffi à voir revêtus des
grades de Licenciés & de Docteurs, nombre
de fujets qui ne le méritent pas. Bons, médiocres, mauvais, tous font ainfi confondus; les
titres & les dignités ne peuvent plus diftinguer le favant de l'ignorant. L'expérience n'a
que trop prouvé que c'eft-là un terrible écueil
contre lequel vient fe brifer la févérité, difons mieux, la véritable juftice que la Loi
exige de tous Profeffeurs qui ont des grades
à conférer. Nous excuferions leur conduite
dans toute autre occafion. Il y a, malheureu-
fement pour le royaume, vingt-quatre à vingt-
cinq Univerfités; chacune d'elle jouit du droit
de donner la licence & le bonnet de Docteur
en Médecine. Les Membres qui en compo-
fent la Faculté, les plus perfuadés de la réalité de cet abus, & qui en gémiffent, peu-

vent se dire le plus souvent : Si nous refu-
sons tels & tels sujers, ils iront se présenter
ailleurs ; c'est pour eux l'affaire de vingt-cinq
à trente lieues de plus. Nous ne pouvons ar-
rêter ce désordre. Pourquoi n'en profiterions-
nous pas ? Car, quels émolumens nous re-
viennent de nos places ? Souvent aucuns,
ou très-modiques : les Législateurs s'en seront
donc reposés, pour nos honoraires, en très-
grande partie, sur les réceptions qu'on nous
permet de faire. C'est ainsi que, de notre temps,
se fonde la plainte qu Hippocrate faisoit déjà,
qu'il se trouve plusieurs Médecins de nom,
quoiqu'il y en ait peu qui le soient en réalité.

Si l'on suppose, ce qui n'est pas, que le
Public parvienne à distinguer un homme instruit de celui qui l'est trop peu, & que les Facultés ont décoré d'un titre commun, il se servira
d'un de ces Maîtres & rejettera l'autre : en ce
cas, le dernier est, du moins pour long-temps,
un homme inutile à la Société. Mais il n'en
sera pas tout à fait ainsi. Nous savons par
Pline que dans son siecle, comme nous le
voyons au nôtre, on mettoit au hasard sa
santé & sa vie entre les mains du premier
venu qui s'érigeoit en Médecin. Comment, de
nos jours, où nous voyons des Universités &
des Facultés destinées à ne présenter à la confiance publique que des sujets plus ou moins

diftingués, comment, dis-je, le vulgaire échappera t-il au piége qu'on lui tend, en lui offrant un Médecin reçu felon les Loix du pays, & duquel pourtant il fera bien de ne fe pas fervir? Revenons donc au principe qu'on vient d'établir ci-deffus. Sans parler des Arts mécaniques, dont les effets font palpables, nous avons généralement un tact affez fûr pour nous faire bien juger des Arts libéraux: Orateurs Poëtes, Muficiens, Peintres, Littérateurs, &c. tous peuvent attendre du Public un jugement, quelquefois paffionné dans les commencemens, mais qui finit par être équitable; parce que le Public peut eftimer le mérite des productions de ces Arts. Mais combien en differe celui de guérir? Il eft muet, pour me fervir de l'expreffion de Virgile, en comparaifon des talens fenfibles des autres enfans d'Apollon. Ce n'eft pas que le Médecin doive négliger l'Art de perfuader le malade & de lui infpirer la confiance néceffaire (quelques-uns y fubftituent le vain babil des explications hypothétiques; d'autres, connoiffant trop peu le pouvoir de l'Art, n'emploient que l'artifice); mais enfin le vrai talent du Médecin eft de trouver la guérifon: elle n'eft point le produit de l'envie de plaire, qui eft le grand but des beaux Arts; on ne la procure fouvent que par la réflexion la plus profonde, par de grandes lumieres, par des obfervations & des vûes très-fines, difcutées avec le jugement le plus exquis.

Nous ne manquons pourtant pas, dans le monde, de gens agréables & plus ou moins lettrés, qui veulent affujettir le Public à leurs opinions en Médecine, & fur les Médecins. On peut s'affurer d'abord de leur foibleffe & de leur injuftice, en confidérant le choix qu'ils font de leurs propres Médecins. Combien de ces réputations, trop peu méritées, a-t-on vu échouer malgré leurs protecteurs ! Cependant, direz-vous, l'expérience ne peut-elle pas fervir de pierre de rouche au Public, pour lui faire diftinguer le mérite réel? On le reconnoîtra fans doute au fens droit, à de bonnes études, à une grande connoiffance des hommes, à un efprit appliqué, & à l'amour de fes devoirs. Mais avant que l'expérience ait prononcé tout haut qu'un tel n'eft qu'un intrus, la Société aura fait des pertes qui ne fe réparent pas. Qui nous rendra le bon pere, la femme eftimable, le fincere ami, qu'un Médecin très-habile eût fu nous conferver ? Concluons donc de nouveau, qu'un peu de pirié pour le Public exige qu'on ne reçoive pour Médecins que ceux dont la probité & les talens ont mérité une confiance légitime , & que le vulgaire n'ait jamais à courir d'autre rifque dans fon choix, que de tomber, finon dans un excellent, au moins dans un bon Médecin.

Mais l'on eft fur-tout frappé d'un grand défaut dans la méthode actuelle : elle ne forme point à la pratique de l'Art ; c'eft là pourtant le but principal qu'on devroit fe propofer dans l'éducation des jeunes Médecins. Il eft affez prouvé que les théories les plus favantes, les connoiffances les plus étendues, & dont nos efprits s'enorgueilliffent, fervent affez mal la Société, fi l'on vouloit s'y borner. Tout, dans nos études & dans nos occupations, doit fe diriger vers une fin utile ; pour les Médecins, c'eft de guérir les hommes. On vient de voir ce qu'on doit juger de ces études faites à la hàte, de la légéreté ou plutôt de l'excès d'indulgence dans la plupart des examens, enfin de la facilité avec laquelle on eft reçu. Il doit en réfulter que la pratique de l'Art perd de fa certitude, & de la grande utilité qu'elle peut & doit apporter au genre humain. Mais, quand on fuppoferoit que la méthode ordinaire auroit montré fuffifamment les principes, ne faut-il pas en faire l'application & la rendre auffi jufte

que l'exige l'importance du sujet? Voilà ce
qu'il y a de plus difficile; & c'est précisé-
ment ce qu'il y a de plus négligé dans l'é-
ducation actuelle des Médecins en France.
Les cas, où un ancien conduit un jeune &
le forme à la pratique, font devenus fort
rares. Trop heureux même le Médecin qui,
en fortant des bancs, trouveroit en un con-
frere, déjà expérimenté, quelques bons confeils capables de le guider dans les commencemens! Qui peut dépeindre l'embarras, la
perplexité d'un jeune homme plein de can-
deur & d'envie de bien faire, livré à lui feul,
& rencontrant dans fa pratique des cas difficiles? Quelle eft la caufe prochaine de la maladie, & que, dans le langage des Mathé-
maticiens, on appelleroit fouvent une *incon-
nue?* Parmi tant de routes ouvertes, quelle
eft la plus fûre, & qu'il doit fuivre? Comment fe garantira-t-il d'une erreur fouvent fu-
nefte? Combien d'apparences trompeufes qui
peuvent l'égarer & lui faire perdre fon malade? A la vérité, ce malade, le plus fouvent, eft un pauvre, pour le moins un homme
obfcur; mais, pour un cœur tendre, ce mi-
férable refte toujours un homme, & un homme
fouffrant qui follicite l'ame pitoyable du Médecin, On ne peut que le plaindre fans doute,

à quelque âge que ce foit, d'éprouver de
pareilles inquiétudes ; bien plus à plaindre
pourtant, & fans comparaifon, fi fon ame
eft devenue trop infenfible pour ne les point
effuyer ! Ce qu'on peut dire pour la confo-
lation du jeune Médecin qui paffe ainfi les
premieres années de fa pratique fans gloire
& fans intérêts pécuniaires, c'eft qu'avec la
fûreté de fa confcience, il fe prépare pour
l'avenir une méthode certaine de traiter les
maladies ; tandis que ceux qui fe font livrés
auffi-tôt à une pratique tumultueufe, ou qui
y parviennent par la forfanterie & par des
manœuvres, font toujours trop au deffous,
je ne dirai pas de leur réputation, ce qui
importe peu à la chofe publique, mais trop
au deffous de l'accompliffement de leurs devoirs, ce qui intéreffe toute la Société.

Les grandes villes, à la vérité, fourniffent
en cette partie, comme dans tout le refte,
de grandes reffources. Le jeune Médecin eft
à même de confulter un ancien. Mais peut-
il l'appeler toujours, fpécialement pour les
dernieres claffes du peuple, quand le malade
fe trouve encore trop heureux de l'avoir tout
feul ? Cette reffource manque bien plus fouvent dans les petites villes & dans les campagnes. D'ailleurs, même par-tout, quelques

conseils du moment suffisent-ils pour la conduite d'une maladie grave, à son début, dans
les périodes qui suivent, principalement lorfque le cours en est rapide? Nous avons donc
bien à regretter l'ancienne & louable coutume,
selon laquelle le Praticien consommé étoit
suivi d'un jeune Médecin : celui-ci pouvant
d'ailleurs suppléer l'autre, en cas d'absence
ou de maladie, avec d'autant moins de rifque pour une portion du Public, que le malade avoit été d'abord examiné par l'ancien,
& que le jeune pouvoit lui en rendre un
compte exact & fréquent. Cet usage, avantageux pour tout le monde, pratiqué en
plusieurs contrées de l'Europe avec succès,
est tombé, malheureusement pour la France,
en désuétude; Paris, sur lequel tout s'y modele, n'en fournissant guere d'exemples. L'Angleterre garde cette coutume, & à prix d'argent,
pour les hôpitaux, & on la suit en d'autres
lieux. Acquérons la sagesse à quelque condition
que ce soit. Mais pourtant convient-il à une
Société policée de s'en reposer, en des choses
importantes, sur des conventions d'argent?
Que feront ceux dont la fortune est trop bor-
née? Quel moyen ont-ils de s'initier à une
pratique saine? Le moins qu'on puisse exiger d'un Récipiendaire, est qu'il ait suivi les
hôpitaux

hôpitaux avec exactitude pendant quelque
temps. Mais tous les hommes qui ont à cœur
la conservation de leurs semblables, forme-
ront des vœux pour qu'il y ait en un ou
en plusieurs lieux des Ecoles publiques en chaque Etat ; où le Maître conduise les disciples
à la visite dans les hôpitaux ; leur montre
en détail, sur le malade même, la marche
ordinaire & extraordinaire des maladies, le
traitement le plus approprié ; leur développe,
la visite faite, les principes qui l'ont guidé.
L'événement, quel qu'il soit, fait sentir la
vérité des principes & les exceptions qu'ils
comportent ; & , s'il restoit des cas douteux ,
alors que la maladie s'est terminée par la
mort, on s'en éclairciroit par l'ouverture (1).

Il paroît inutile de répondre à l'objection
qu'on peut faire au sujet de la pratique mal
assurée des jeunes Médecins formés selon la
méthode actuelle ; que c'est dans tous les Arts
& toutes les professions qu'il faut gâter de

---

(1). Ces idées sont simples & , se présentent à tout le
monde. L'Auteur, lorsqu'il écrivoit ceci , n'avoit devant
les yeux aucun modele d'Ecole de pratique : il étoit réservé à
l'Impératrice-Reine de Hongrie de les réaliser par un établissement fait à Vienne en 1754 ; établissement vraiment
utile , & qui subsiste au grand avantage de la Médecine &
de l'humanité. *Note de l'Editeur.*

D

l'ouvrage avant de parvenir à en faire du bon : car qui ne voit que si le Peintre, le Statuaire, &c. ont manqué leur but, il n'y a jamais que des couleurs, de la toile ou des pierres de perdues ? Ce marbre même peut servir à d'autres usages. Ici, c'est l'homme même qui est le sujet sur lequel l'Art s'exerce : les moindres fautes sont plus ou moins dangereuses ; & si elles alloient jusqu'à la perte d'un individu qui étoit guérissable, cette perte ne peut plus se réparer. Mais on peut nous faire une objection plus raisonnable : malgré les inconvéniens que l'on vient de montrer dans la méthode actuelle, il s'est formé de grands hommes en Médecine. On raconte que l'illustre Boërrhave, qui s'est élevé fort haut, n'eut pourtant que quelques leçons de notre célebre Drelincourt, réfugié en Hollande. Mais on doit avouer aussi que Boërrhave fut long-temps à se former à la pratique, & que son Livre des Aphorismes se ressent en quelques endroits d'un certain défaut d'exercice de la part de l'Auteur. En reconnoissant que de tout temps & en chaque Nation plusieurs Médecins se sont distingués, plus par leur aptitude naturelle aux Sciences & par leur application, que par les secours académiques, il faudra convenir que par une excellente institution, ils feroient devenus encore meilleurs, ou que, pour le moins, la Société eût pu jouir plus tôt de leurs talens. Nous estimons auffi que, dans des professions néceffaires, telles que celle-ci, on ne peut exiger des difpofitions extraordinaires, & que le Public eft fuffifamment fervi, quand, avec les connoiffances propres à notre fiècle, les Médecins apportent un fonds fuffifant, c'eft-à-dire, un bon efprit, & le défir de remplir leur état fans reproche. Nous difons qu'une bonne médiocrité eft fupportable alors & ne ceffera d'être utile à l'humanité.

Nous n'avons plus qu'un mot à dire fur le caractere effentiel du Médecin. Supérieur au commun des hommes par l'étendue de l'efprit & des connoiffances, on veut, & avec raifon, qu'il le foit auffi pour les qualités du cœur. Depuis long temps on a réuni dans fa définition (1) la probité & l'habileté. On fait que la probité eft aifée en quantité de professions. Elle l'eft beaucoup moins dans celles qui font publiques & importantes. La probité, pour être exacte, doit en fuivre toute la délicateffe. Il eft reconnu qu'elle

_____

(1) Medicus eft vir probus, medendi peritus.

D ij

ne peut exifter alors qu'avec des lumieres &
du courage, & ces qualités font bien plus
néceffaires dans l'exercice de la Médecine,
qu'on ne le croit communément. D'abord il
faut affronter, dans l'occafion, un danger
phyfique, lequel fe montre quelquefois, fur-
tout dans les maladies contagieufes & épidémiques ; bien plus fouvent le Médecin voit
le danger moral où il expofe fa réputation,
quand, en des cas critiques, il lui faut
combattre les préjugés des malades, des affiftans, & fe mettre au deffus de cette opinion publique, qui, quoiqu'elle fe trompe
fi fouvent, eft néanmoins l'idole à laquelle
tant de gens facrifient. Ne lui faut-il pas le
courage de la véritable vertu, pour défen-
dre & pour embraffer uniquement la vérité,
quand elle s'eft une fois montrée à fes yeux ?
Il lui faut de la complaifance fans baffeffe,
parce qu'elle eft le fimple effet de fon humanité ; de la prudence fans aftuce ; de la cir-
confpection, qui paffera fouvent pour timi-
dité tout le temps qu'il fera dans le doute
fur le véritable caractere de la maladie ; de
la fermeté, dès qu'il eft parvenu à en fortir :
hardi alors, s'il le faut, fans être jamais té-
méraire, également éloigné de l'obftination
& de la lâcheté. Qui peut foutenir en lui, fi ce

n'eft l'amour du devoir, ces réfolutions fi fermes
& fi fages, contre le choc des vaines rumeurs ,
& , s'il le faut , contre l'avis de fes propres
confreres ? En appelleroit-il à l'expérience ?
Le pere de la Médecine l'a taxée lui-même
de dangereufe. Au jugement de fes malades ?
il les trouvera fréquemment ingrats & perfi-
des. Quel fera enfin le tribunal où il pourra
rendre compte de fa conduite & fe juftifier ?
Il n'en exifte aucun en cette vie.

On nous dit à la vérité , que les anciens
Egyptiens avoient prefcrit des Loix invaria-
bles touchant le traitement des maladies;
qu'en s'y conformant, le Médecin n'étoit plus
refponfable des événemens; mais qu'il pouvoit être pourfuivi en Juftice , lorfque la
cure n'avoit pas été dirigée felon le formu-
laire approuvé. On ne voit , on ne peut voir,
en un pareil ufage , que l'enfance d'un Art
encore au berceau. Car , quoique les maladies fuffent alors bien plus fimples que nous
ne les voyons aujourd'hui, on conçoit que
ces regles devoient fe trouver tantôt infuffi-
fantes , tantôt dangereufes à fuivre , felon le
tempérament, l'âge, le fexe, la faifon, les
caufes éloignées, & tant d'autres circonftances
qu'un réglement eft bien loin de pouvoir toujours fpécifier. La raifon étant un attribut effen-

tiel à l'homme, ne doit-elle pas être confultée dans toutes nos actions, en celles de Médecine comme dans toutes les autres ? Des formules générales n'y peuvent donc fuffire ; & l'on doit abandonner le plus grand nombre des ordonnances à faire, au jugement réfléchi de celui qui fuit & obferve la maladie. Quelques uns ont pourtant défiré que, dans l'état préfent des chofes, on établît un tribunal de Médecine, pour juger des fautes qui s'y commettent. Nous ne prétendons pas dire qu'un tel tribunal foit impoffible dans l'exécution, & qu'il ne puiffe être utile à la Société. Mais la juftice & la raifon concourent à faire défirer qu'il foit principalement, ou même en tout, formé par des gens de l'Art, inftruits & expérimentés. En ce cas, le Public fe foumettra-t-il volontiers à fes décifions ? ne fera-t-il pas porté à croire que l'intérêt du Corps ne le rendra pas toujours impartial ?

À cet égard un Médecin Anglois a exprimé fon vœu. Il fuppofoit qu'un certain nombre de gens bien nés & riches, ayant fait de bonnes études en Médecine, la pratiqueroient fans émolumens & fans être agrégés aux Colléges ou Facultés. Ne feroient-ils pas alors dégagés de toutes préventions, des Juges capables &

integres? Nous voulons bien le croire. Mais de
tels hommes, voués ainfi à un état pénible
& fans aucun intérêt, ne fe trouveroient pas
facilement par-tout, & fpécialement en France.
Il eft prouvé que la Médecine ne s'apprend que
par un long ufage. Il ne s'agit donc pas ici d'exercer la bienfaifance par des dons, & de s'acquitter
avec de l'argent ; mais il faut réfléchir, mé-
diter, fe gêner, &c. à peu près autant que
les Médecins qui vivent de leur profeffion.
Et qui aura un pareil courage pendant la plus
grande partie de fa vie? Ajoutons une diffi-
culté prefque infurmontable. L'occafion, qui
eft fi rapide, en Médecine comme à la guerre,
& qu'il faut prendre aux cheveux, pour ainfi
parler, fi l'on veut s'affurer des fuccès dans
ces deux Arts, l'occafion, dis je, ne peut aifément fe juger. L'état de guerre a néceffairement un grand nombre de témoins; la Médecine en a très-peu, quelquefois même n'en a
pas du tout. Un Confeil de guerre peut donc
être le plus fouvent fouverainement jufte; tandis qu'en Médecine il ne le feroit que rarement, fi ce n'eft quand l'Artifte a fourni les
preuves de la plus groffiere ignorance, ce qui
heureufement n'eft pas fréquent.

En attendant l'exiftence d'un Tribunal fu-

prême pour les affaires de Médecine, on voit
que le pouvoir d'un homme reçu par les Loix
eſt illimité. Il ne tient compte de ſa conduite
qu'à Dieu & à ſa conſcience. Celle-ci ne peut
être tranquille, ſi elle n'eſt guidée par la pureté
des motifs, par la raiſon & par la connoiſſance
profonde de l'Art. Qu'on nous permette
de le dire en paſſant, au ſujet de ces hommes
accuſés ſi ſouvent d'irréligion. Le Sacerdoce
excepté, il n'y a pas de profeſſion qui rap-
proche autant de la Divinité que celle de
Médecin. Le corps humain lui préſente ſans
ceſſe l'ouvrage d'une Intelligence ſuprême qui
exclut tout haſard, ou toute force aveugle
de la Nature. Dans l'exercice de ſa profeſſion, il
a beſoin d'un Juge auquel il puiſſe ſe confier, d'autant plus que les hommes ne peuvent lui en donner ; & dans tant d'œuvres de
miſéricorde, il a beſoin d'être ſoutenu par
la préſence continuelle d'un Rémunérateur.

Tout le monde eſt donc perſuadé que la
probité eſt une qualité eſſentielle aux Médecins ; le ſecret qu'ils doivent garder en dé-
coule néceſſairement. Cette vertu doit ſe cultiver dès la jeuneſſe ; elle s'appuie très-bien
ſur ce qu'on appelle les bonnes mœurs. Je
dois dire, à l'avantage des études faites à Paris,
qu'elles ont éloigné du libertinage le très-grand

nombre de mes condifciples : plus curieux d'apprendre que de fe divertir, ils trouvoient dans les belles connoiffances qu'ils acquéroient chaque jour, de fûrs préfervatifs contre le vice. Le moindre inconvénient pour ceux qui s'y livrent, eft fans doute la perte du temps : celle des principes fuit bientôt, & avec elle, l'oubli des devoirs. Il convient que les Profef-feurs recommandent en temps & lieu la qualité d'honnête homme qu'Hippocrate exigeoit de fes difciples (1), & que, par tous les moyens qui font en leur pouvoir, ils maintiennent les Etudians dans une conduite fage & réglée. Mais notre Religion montre aux Médecins des devoirs particuliers à remplir ; le premier, de ne donner jamais de confeils qui, pour être utiles au corps, puiffent dégrader l'efprit ; le fecond, d'avertir les familles du danger où font leurs malades, & de s'accorder avec les Médecins des ames, en ce qui concerne leurs fonctions réciproques pour le double avantage des individus confiés à leurs foins.

---

(1) Vid. Hippocrat. Jusjurandum.

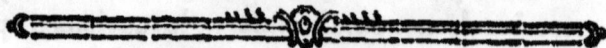

CHAPITRE II.

De la correction des abus dans l'enseigne-
ment & la promotion aux grades de
Médecine.

EN créant des Univerſités, les Gouvernemens ſe propoſerent d'y faire enſeigner
toutes les Sciences : la Médecine dut en faire
partie. Pendant long-temps l'Univerſité de
Paris fut preſque la ſeule en Europe ; & la
plupart de celles qu'on a établies, l'ont été
ſur ſon modele. Les Univerſités ont dû ſe
multiplier dans les Etats qui ſe ſont démem-
brés de l'Empire de Charlemagne ; & les Facultés de Médecine ſe ſont de même augmentées
en nombre. Mais les quatre Facultés devoient
éprouver des ſuccès fort différens. Trois d'entre
elles, ſavoir, celle de Théologie, de Droit
& des Arts, ont dû profiter de cette multitude d'établiſſemens, tandis que celle de Médecine y a perdu. C'eſt que l'étude des Humanités & de la Philoſophie étant la baſe de
toute éducation un peu ſoignée, il falloit
que la Faculté des Arts, pour ſe mettre à

portée d'une infinité de fujets , fût placée en
quantité de lieux. S'il arrivoit même jamais
que l'Adminiftration prît le parti de rappeler à des profeffions communes , telles que
l'Agriculture & les Arts mécaniques , une
foule de jeunes gens qui veulent s'élever aux
études , quoiqu'ils y aient peu de difpofitions
naturelles ; en ce cas , il faudroit que la Faculté , ainfi dite des Arts , fût encore affez
répandue , parce que plufieurs en reftent à
ces élémens , & que les autres qui veulent
aller plus loin dans les Sciences , font obligés
de commencer par celle-ci. Il convenoit de
même qu'on établît , à peu près en chaque
Province , une Faculté de Théologie , indépendamment des études en ce genre , faites
dans les Séminaires , fous les yeux des Evê-
ques , & dans les grandes Communautés re-
ligieufes , fous ceux des Supérieurs des différens
Ordres. De même encore chaque grande province a quelque intérêt à poffeder fa Faculté de Droit , qui peut être pour elle comme
un dépôt qui lui conferve fes Loix & fes
Coutumes particulieres. Enfin , les Souverains
de quantité d'Etats , plus ou moins refferrés , veillant au bien de leur pays , ont
cru devoir y former des établiffemens pour
les Sciences , afin que leurs vaffaux ne fuf-

fent po:nt obligés d'aller chercher l'inftruction dans une ville qui, quoique voifine,
leur étoit pourtant étrangere (1). Ces pré-

---

(1) Il eft aifé de fe convaincre que la plupart des
Univerfités de France n'ont pas été établies fur un plan
général, mais par des befoins du moment, qui du moins
n'exiftent plus, par quelque occafion, celle principalement de la réunion des Provinces à la Monarchie. On
voit que celle d'Angers, fondée par Saint Louis, à la
prière du Comte d'Anjou, fon frere, fut rétablie par
Henri IV; que celle d'Avignon, établie par un Comte de
Provence, fut confirmée, en 1303, par le Pape Boni-
face VIII; que celle d'Aix, créée en 1409 par Alexandre V,
Pape, fut reftaurée en 1603; que celle de Befançon fut
fondée en 1564 par l'Empereur Ferdinand Premier, Sou-
verain de ce pays; que celle de Bordeaux le fut par
Charles VII & par Louis XI, lors de la réunion de la
Guienne; que celle de Bourges, déjà ancienne, fut rétablie par Louis XI, qui y étoit né; que celle de Caen
dut fon exiftence légale à Charles VII, qui, en 1452,
confirma l'érection faite quelques années auparavant par
les Anglois; que celle de Cahors fut fondée, en 1322,
par le Pape Jean XXII, qui vouloit procurer cette diftinction à une ville qui étoit fa patrie. L'Univerfité de
Dole fut érigée en 1426 par Philippe, Duc de Bourgogne;
elle a été transférée à Befançon fur la fin du dernier
fiecle; celle de Douai, en 1561, par Philippe II,
Roi d'Efpagne; celle de Nantes l'a été en 1460 par François, Duc de Bretagne; celles d'Orange, en 1365, par
un Prince de ce petit pays; d'Orléans, par le Pape Clé-
ment V, né François, & par Philippe le Bel en 1306,

cautions étoient ſages. Les peuples en recueil-
loient les fruits ſans que les Princes, pour
ſoutenir ces trois Facultés, s'engageaſſent à
de grandes dépenſes. Quelques Profeſſeurs
à médiocres gages ſuffiſoient à la Faculté de
Droit. Celle de Théologie, formée d'Eccléſiaſ-

L'Univerſité de Perpignan doit ſon exiſtence, en 1449,
à Pierre, Roi d'Aragon, maître de cette ville; Poitiers,
en 1431, au Roi Charles VII, qui a ſéjourné ſi long-
temps dans les provinces intérieures de ſon royaume. Pont-
à-Mouſſon doit la ſienne à Charles II, Duc de Lorraine,
par les ſoins du Cardinal de Lorraine, ſon parent, Arche-
vêque de Reims: de notre temps elle a été transférée à
Nancy. L'Univerſité de Grenoble, fondée par le Dau-
phin Humbert, a été transférée à Valence par Louis Dau-
phin, devenu le Roi Louis XI; celle de Reims doit ſa
naiſſance au Cardinal de Lorraine: celle de Strasbourg eſt
aſſez récente; on y a réuni les revenus de l'égliſe col-
légiale de Saint Thomas. Toulouſe date l'exiſtence de la
ſienne au treizieme ſiecle, par Raimond, Comte de Toulouſe; mais ſa Faculté de Médecine y eſt nouvelle. Quelques Univerſités ont ceſſé d'exiſter. Des deux plus célebres
Ecoles, celle de Montpellier, formée d'abord ſous des Sei-
gneurs particuliers, a reçu de Philippe le Bel, en 1289, le
privilége général de ſes études; celle de Paris remonte aux
Ecoles Palatines établies ou renouvelées par Charlemagne;
mais comme compagnie formant portion de l'Univerſité,
on ne la voit ſubſiſtante que vers le milieu du douzieme
ſiecle. On lui connoît des Médecins célebres long-temps
avant cette derniere époque. *Note de l'Auteur.*

tiques, déjà fondée d'ailleurs, ou même compofée de Réguliers, exigeoit encore moins
de frais.

Il ne pouvoit en être de même de la Médecine. Cette Faculté a toujours été la moins
nombreufe de toutes; elle reçoit peu de Bacheliers & de Licenciés qui ne paffent plus tôt ou
plus tard au Doctorat. Elle n'avoit donc pas befoin d'un auffi grand nombre d'Ecoles, que les
deux autres Facultés fupérieures. Une feconde
obfervation, qui eft également à la portée de tout
le monde, c'eft que cette Science n'a point
pour objet la connoiffance des volontés particulieres, autrement des Loix émanées de la Divinité, des Chefs des Nations ou, de la volonté
des peuples; études qui font propres aux Théologiens & aux Jurifconfultes; études qui les bor-
neront principalement à la fimple expofition de
ces Loix, ce qui exclut néceffairement prefque
toute découverte. Le Jurifconfulte n'a aucun pouvoir fur la confection de ces mêmes
Loix; il peut feulement propofer des modifications ou des changemens au Prince
ou à la Puiffance légiflative. Il eft certain,
d'autre part, qu'en matiere de Religion, toutes
nouveautés font fufpectes ou dangereufes;
mais qu'on doit remonter à l'antiquité, c'eft-à-
dire, jufqu'aux Apôtres & à Jefus-Chrift, par le

moyen de l'Ecriture & la Tradition. Le Médecin,
au contraire, n'admet aucune autorité qui force
fon confentement. Un Aphorifme d'Hippocrate, une belle Sentence de Galien ou d'Are-
tée, ne font regle pour lui qu'autant qu'ils font
conformes à l'expérience : c'eſt elle qui a fait
l'Art ; elle feule doit le perfectionner. La Médecine eſt la portion de la Phyfique qui s'occupe de l'homme. Tous les jours on y peut
donc faire des découvertes plus ou moins
importantes. Et puifque tout y gît en faits,
non feulement on en ajoute de nouveaux aux
anciens, mais ceux-ci même peuvent être
révoqués en doute, examinés, difcutés : en
les faifant repaſſer en revue, on parvient à
les mieux connoître ; on obtient des réfultats
plus certains, & quelquefois différens. C'eſt
en un mot la Nature interrogée par l'expérience, qui affure la marche du Savant dans
l'Art de guérir. On voit ainfi qu'il faut à
cette Faculté un plus grand nombre de Profeſſeurs qu'aux autres ; ne fuſſent-ils deſtinés
qu'à montrer les vérités déjà connues, fans
en chercher de nouvelles ; elle exige confé-
quemment des dépenfes plus confidérables.
Au premier afpect on voit la néceſſité d'un
jardin de plantes, de démonſtrations d'Anatomie, d'un laboratoire de Chimie, &c. ce
qui ne peut exiſter fans frais particuliers : or

les Facultés de Médecine font généralement trop pauvres pour y fatisfaire. Les trois autres, qui n'ont pas, à beaucoup près, les mêmes befoins, ont donc pu fe foutenir avec plus ou moins d'éclat, & remplir les vûes de leur établiffement, tandis que celles de Médecine, malgré tout le zele de leurs Profeffeurs, fe font trouvées prefque toutes dans l'impuiffance d'y parvenir.

On a donc. vu la Médecine languir, furchargée, bien plus qu'encouragée par ce grand nombre de Facultés. Ce n'eft pas néanmoins que la munificence des Rois ne lui ait fourni des fecours. François Premier, en raffemblant les hommes les plus excellens dans tous les genres, n'avoit point oublié les Médecins dans fa fondation du Collége Royal. Montpellier & Paris ne tarderent pas à pofféder leurs jardins de Botanique. Celui de la Capitale eft devenu de notre temps le plus riche de l'Europe. Les Etrangers même louent cette bénéficence de nos Rois qui les a engagés à acheter & publier des remedes fecrets, & dont l'Europe a profité. Nous venons de parler des Profeffeurs & des Démonftrateurs attachés au Jardin du Roi. On fait que l'Académie des Sciences n'a ceffé de rendre de grands fervices. On a cru devoir

en

en quelque façon l'étendre en formant
à Montpellier une Académie qui en fût
comme la colonie. On regrette qu'à la fondation de celle de Paris & à fon renouvellement, on ait exclus les Médecins à titre de
Praticiens, & qu'on ne leur en ait ouvert
les portes qu'autant qu'ils donneroient des
Mémoires fur la Phyfique générale ou particuliere, fur l'Anatomie, &c. Ces parties
font fans doute très-intéreffantes, & nous les
faifons entrer dans notre plan. Elles affermif-
fent l'Art de guérir, mais ne le conftituent
pas. C'eft l'Hiftoire des maladies & des méthodes curatives, qui eft le principal fonds
de la Médecine : c'eft par elle que les Anciens, avec des connoiffances ou nulles ou
très-imparfaites des autres Sciences acceffoires,
fe font élevés à ces réfultats fi grands, fi
beaux, & fi prochainement utiles. Il eft donc
fâcheux que, dans le dernier fiecle & en celui-ci, le grand talent de conferver les
hommes ait été finon facrifié, du moins fu-
bordonné à de fimples branches de la Phyfique.

On voit du moins que Louis XIII &
Louis XIV, en fe bornant à quelques établiffemens néceffaires, faits à Paris & à Montpellier, femblent avoir voulu fermer infenfi-

E

blement les autres Facultés du Royaume, &
inviter les Etudians à se concentrer en quelque
sorte dans ces deux principales Ecoles.

Et véritablement les grands motifs qui
avoient déterminé les fondateurs de vingt
autres Facultés, avoient cessé. Le Gouvernement féodal avoit enfin cédé sa place à l'autorité royale : tant de pouvoirs séparés, &
plus ou moins tyranniques, ne reconnoif-
soient plus que l'unité bien plus favorable à
la gloire & au bonheur de la Nation. Il ne
convenoit donc plus de fournir à grands frais
à l'éducation médicale en chaque Province.
Plusieurs d'entre elles sont actuellement réunies à la Couronne. Nos vûes ne doivent-
elles pas s'agrandir avec la Monarchie ? Le
système actuel des choses demande donc un
autre système de Médecine en France, & qui
lui soit approprié. Si même il se trouvoit que
vingt-quatre à vingt-cinq Facultés pour cette
profession n'y fussent qu'à peu près inutiles,
on pourroit leur laisser la continuation de
leur existence, à la condition de ne point
augmenter les frais : mais ces Corps, disions-
nous, ont le droit de donner la licence légale d'exercer la Médecine ; dès lors ils sont
nuisibles pour la plupart, puisqu'il est prouvé
qu'on use moins qu'on n'abuse des grades
qu'ils ont le pouvoir de conférer.

· Il est donc du bien public qu'il y ait beaucoup moins de Facultés de Médecine en
France ; n'y eût-il à cela d'autres avantages
que celui d'être mieux surveillées par le Gouvernement. On pourroit même examiner d'a-
bord s'il ne feroit pas préférable qu'il n'y en
eût qu'une ou deux. En ce cas, on pourroit
fe livrer à plus de dépenfes, lefquelles cependant feroient toujours moins grandes pour
un ou deux établiffemens, que fi on les mul-
tiplioit fans néceffité. L'émulation qui s'excite
par le nombre des concurrens, & par la grandeur du fpectacle, augmenteroit en tous
ceux qui fe deftinent à la Médecine en France.
Sous un régime général on auroit l'avantage
de n'être imbu dans la jeuneffe, que de principes folides & vrais ; au lieu qu'on voit fouvent les Etudians livrés à des préjugés qu'ils
ont acquis fous leurs différens Maîtres de Paris, de Montpellier ou de province. On fait
quelle eft la prévention des Difciples pour
leurs Profeffeurs : ils font fujets à recevoir
comme autant de vérités ce qu'ils en ont ap-
pris, & à déprifer ce qu'a dit un autre qu'ils
n'ont jamais entendu. De ce défaccord des
fentimens, & de l'opinion touchant la préé-
minence, l'ancienneté, &c. de telle Univerfité
ou de telle Faculté, font nées fouvent des

querelles & des difputes qui troublent l'harmonie, & ont été pouffées quelquefois jufqu'à l'indécence ; & tout cela difparoîtroit,
dès qu'il n'y auroit qu'une feule & unique
Ecole où il feroit permis de donner les
grades.

Si l'on fuivoit ce plan, il n'y auroit plus
qu'à décider en quel lieu feroit placée cette
Ecole commune de tous les Médecins François. Paris fans doute mériteroit la préférence.
On vient de voir combien d'établiffemens il
nous préfente dont on peut profiter. La
fondation des Académies y a répandu un
goût général pour tous les genres de Science ;
la Capitale eft devenue pour la France, ce que
fut Athenes pour toute la Grece. Depuis
Charlemagne, les études ont toujours été plus
ou moins floriffantes dans Paris ; les Etudians
y accouroient de toutes les parties de ce vafte
Empire ; & quand, par fon démembrement,
ils y devinrent étrangers, ils continuerent de
vouloir habiter cette métropole des Sciences,
pour y acquérir les connoiffances alors même
qu'on pouvoit fe les procurer ailleurs.

On peut objeɔter à ce fyftême, que de grands
& rapides changemens, bien qu'utiles en eux-
mêmes, donnent trop de fecouffes à un Etat ;
qu'on peut y appliquer un aphorifme de Méde-

çine (1); qu'il fuffit bien plus fouvent, pour le
bien public, de corriger d'abord les abus in-
fupportables, puis d'amener infenfiblement le
meilleur ordre poffible des chofes; que quand il
n'eft point queftion de juftice, les meilleurs
principes ne doivent pas être fuivis avec rigueur; qu'on les plie avec utilité aux habitudes des peuples; que dans la queftion préfente, on voit quelques Facultés exifter avec
honneur; qu'elles méritent, par conféquent,
des exceptions; que Montpellier en particulier
doit les obtenir; qu'il a déjà fes Cours d'Anatomie, de Chimie, & un Jardin de Botanique;
que les bienfaits à accorder pourroient s'étendre
pareillement à quelques autres villes de province; qu'en fupprimant le trop grand nombre de Facultés de Médecine, on pourroit fe
contenter de les réduire à un moindre; que
même quelques provinces réunies fe font ré-
fervé les leurs; que l'Edit de 1707 a eu
égard aux repréfentations des habitans, en faveur de la Faculté de Douai; qu'il convient
pareillement d'éviter, autant qu'il fe peut,
aux jeunes Médecins les frais de voyages,
pour le moins de long féjour hors de leurs

_____

(1) *Et fi quid mutare voles, paulatim debes affuefa-*
cere. Hippocr.

E iij

maisons paternelles ; qu'il est possible enfin, par de meilleurs Réglemens, de pourvoir à ce qui peut manquer à l'instruction & aux réceptions dans les Facultés de province.

Ces réflexions méritent d'être pesées par le Gouvernement. Il décidera cette question d'après les regles de la prudence. Nous nous abstiendrons de prévenir son jugement. Nous supposerons seulement qu'il ne voudra pas détruire tout, dans l'espoir de mieux réédifier ; qu'il se contentera de réduire considérablement le nombre des Facultés de Médecine ; que même, en suivant les principes de douceur & de justice si généralement adoptés en France, il ne procédera aux suppressions nécessaires qu'avec des dédommagemens convenables pour les titulaires actuels.

Montpellier, avons-nous dit, se trouve dans le cas de l'exception par ses services, son antiquité, & parce que ce qu'il y a de plus nécessaire pour l'instruction, s'y trouve déjà tout fait. Considérons d'ailleurs que cette Ecole célebre nous suffira pour nos Provinces méridionales ; qu'on pourra se passer ainsi de celles d'Aix, de Valence, de Toulouse, & même de Bordeaux. Si nous jetons nos regards du côté du nord-ouest, nous trouvons Angers, Rennes, Nantes, Caen ; cette ville néanmoins se

trouvant fort près de Paris, nous fuppoferons
qu'Angers fera choifi. Quant aux parties orien-
tales de la France, il femble qu'elles peuvent
être fuffifamment fervies par les Facultés de
Douai , de Nanci , de Befançon , ou de
Strasbourg , parmi lefquelles on en choifira deux ; toutes les autres , fituées plus
ou moins dans l'intérieur du Royaume, feroient ainfi fupprimées. Il ne peut être in-
différent que les habitans des frontieres
ne foient point tenus d'aller chercher leurs
Profeffeurs dans les pays étrangers ; au contraire, on doit faire en forte que la réputation
des nôtres y attire des Etudians d'autres pays
voifins ; flattés d'ailleurs de l'avantage d'y apprendre notre langue , devenue prefque uni-
verfelle en Europe. Mais on voit que les Univerfités placées au fein de la France , & dont
on détacheroit fimplement la Faculté de
Médecine , continueront d'y exifter & d'y
fleurir , comme ci - devant ; à Touloufe ,
à Poitiers , à Orléans , à Reims , &c.
Les Profeffeurs de Médecine actuels , pourroient même y faire des Cours , donner des
leçons , s'ils le jugeoient à propos ; mais privés
déformais du droit de conférer des grades. Ce
privilége feroit néceffairement reftreint aux
quatre Facultés que l'on vient de nommer,

non compris celle de Paris, où doit être le
fiége d'un établiffement que nous projerons
pour pouffer la Médecine au plus haut degré
de perfection.

L'on voit combien d'abus font corrigés par
ce feul arrangement; que la pratique de la
Médecine eft rendue plus fûre & plus utile
aux peuples; que le Gouvernement eft dé-
barraffé du foin de cette multitude de Facultés, ainfi que des réceptions dont on con-
tefte la légitimité, &c. On voit enfin que fur
une feule donnée, on peut déjà affeoir un
Régiement fa'utaire. Nous ailons tracer le
plan général d'après lequel, conformément
aux vœux du Public éclairé, on peut le dreff-
fer.

ARTICLE I.

Les Facultés de Médecine en province feront réduites à quatre. Les Profeffeurs de celles
qui font fupprimées jouiront toute leur vie
des honneurs & priviléges ci-devant attachés
à leurs places, s'ils ont fix années de fervice; & s'ils en ont dix, de la moitié des gages qui leur étoient attribués. Ils pourront
former un Collège de Médecine, conformément aux Statuts qu'ils préfenteront & qui
feront acceptés par Sa Majefté. S'il s'y trouve

un jardin de Botanique, on aura foin de le
conferver.

I I.

Que nul ne foit déformais gradué en Médecine que dans les Facu tés de Montpellier,
d'Angers, de Douai, & de 'a quatriene qui fera
choifie; non compris Paris, au fujet duquel on
s'expliquera plus amplement ci-après. Chacune
de ces quatre Facultés de province n'aura pas
moins de fix Profeffeurs, dont l'un fera chargé
de montrer l'Anatomie & la Chirurgie ; le
fecond, la Chimie & la Pharmacie, le troifieme,
la Botanique & la matiere médicale : e quatrieme, les infliturs de Médecine: le cinquieme
& le fixieme fe partageront toute l'hiftoire
des maladies & leur traitement.

I I I.

Les Profeffeurs, en enfeignant, auront
foin de e fervir de livres imprimés, les meilleurs qu'ils connoîtront, chacun en leur partie ; ils emploieront leurs leçons à les expliquer, les commenter, fars dicter de cahiers
particuliers ; le tout en attendant la compofition des livres claffiques fur toute la Médecine, dont on parlera ci-après.

IV.

Que nul ne puiſſe ſe préſenter au Baccalauréat, qu'après deux années d'études en Philoſophie, & ayant reçu la Maîtriſe ès-Arts, &
quatre années d'études en Médecine prou-
vées par des inſcriptions & atteſtations,
enſemble avec des certificats de vie & de
mœurs des lieux principaux où ils auront de-
meuré ; le tout en bonne forme & dûment
légaliſés.

V.

Que, pour parvenir à ce premier grade, le
Récipiendaire ſoit obligé de ſubir un examen
public, en latin, ſur toutes les parties de la
Médecine, pendant ſix heures, dont trois
heures le matin & trois heures dans l'après-midi.
Les ſuffrages ſeront donnés par ſcrutin.

V I.

Pourront les Profeſſeurs, s'ils ne ſont pas
ſatisfaits des réponſes à cet examen, indiquer
au Récipiendaire une autre tentative à trois
ou à ſix mois de diſtance ; & s'il n'y étoit
pas plus heureux, ils le déclareront incapa-
ble d'exercer jamais la Médecine en France ;
ce dont ils prendront acte ſur leurs regiſtres.
Il ſera néanmoins permis à l'Aſpirant d'appeler

de cette décifion à un examen extraordinaire fait devant une des quatre autres Facultés nommée, ci deffus.

VII.

Nul Bachelier ne pourra fe préfenter à la Licence, qu'après avoir fuivi des malades pen- dant deux ans entiers; foit en accompagnant un ou plufieurs Médecins dans leurs vifites en une ville affez confidérable ; foit en fuivant les Médecins dans un hôpital, pourvu habi- tuellement de trente malades au moins. Ce cours de pratique fera attefté par un ou par plufieurs Médecins , qui auront au moins dix ans d'exercice, & fous lefquels le Bachelier fe fera formé à la pratique. Cette atteftation fera accompagnée du certificat de vie & de mœurs , délivré par les Magiftrats du lieu ou des lieux où le jeune Médecin aura paffé ces deux années à vifiter les malades fous l'infpection d'un Ancien.

VIII.

Qu'aucun ne puiffe être admis à la Licence, qu'après avoir fubi un examen public, auffi en latin, dont la durée ne foit pas moindre de huit heures, & partagé comme le précé- dent, en deux parties égales, le matin &

l'après m..i. Il roulera principalement fur les
maladies & la meilleure maniere de les traiter :
Le lendemain, le Récipiendaire expliquera publiquement un Aphorifme ou un paffage d'un
ancien Auteur, pendant une heure; fi mieux
n'aime en choifir plufieurs, tous à l'ouverture
du livre, pour remplir le temps d'une heure : le
fcrutin fera donné & ouvert publiquement, à la
fin de ces deux féances, & le jugement des
Examinateurs fera auffi prononcé publiquement. Pourront néanmoins, à l'acquit de leur
confcience, les Profeffeurs remettre le Bachelier à fix mois d'intervalle, pour fubir un
deuxieme examen pour la Licence; & s'il
étoit rejeté, le Récipiendaire aura la liberté
d'en rappeler, comme pour le Baccalauréat,
au jugement d'une des cinq Facultés approu-
vées pour la réception des Médecins dans
toute 'a France.

IX.

Celui qui aura été reçu Licencié, pourra, s'il
le juge à propos, être promu au degré de Docteur en Médecine, en donnant une leçon
publique fur une queftion de pratique, indiquée par les Profeffeurs, & qu'il traitera
pendant une heure au moins. Il pourra recevoir ce dernier degré fans garder d'interflice.
Et fi, dans l'une des quatre Facultés de Mé-

decine en province, l'ufage étoit d'y acquérir le titre de Docteur-Régent, on y fuivroit
à cet égard la coutume établie.

X.

Les afpirans aux grades de Bachelier, de
Licencié, & de Docteur en Médecine, pourront, s'ils le jugent à propos, donner des
Thefes ou Differtations inaugurales, mais fans
y être aftreints. Cependant, s'ils veulent fournir cette nouvelle preuve publique de leur capacité, ils n'y feront admis qu'à cette condition expreffe ; qu'au jugement de la Faculté, la Thefe ou la Differtation contienne
quelques vues nouvelles, faines & utiles, ou
bien la confirmation de quelques chofes encore douteufes, ou la réfutation de quelque erreur dominante, ou enfin quelque
fait jufqu'alors non obfervé, ou mal vu jufqu'à ce moment, & qui puiffe fervir à l'a-
vancement de l'Art de guérir.

XI.

Les droits pour les infcriptions feront perçus à l'ordinaire, au profit des Facultés, felon le tarif qui en fera dreffé. Mais les Profeffeurs ne pourront, fous la peine de la perte
de leurs places, recevoir aucuns émolumens

pour les examens & les réceptions, fi ce n'eft
l'honoraire de quelqres jetons. De plus, les
grades, ainfi obtenus, feront regardés comme
non avenus. Les droits pour l'admiffion aux
grades feront fixés, & le produit en fera verfé
dans une caiffe commune, pour fervir de
fonds deftinés aux divers établiffemens utiles
à la perfection de la Médecine.

XII.

Qu'il ne foit permis à perfonne, de quelque qualité & fous quelque prétexte que ce
foit, fans excepter même celles attachées
aux maifons du Roi, de la Reine, des Princes & Princeffes du fang royal, d'exercer la
Médecine en France, fans avoir obtenu le
grade de Licencié ou de Docteur en Médecine dans l'une des cinq Facultés du Royaume,
à peine de mille livres pour la premiere con-
travention, de trois mille livres pour la feconde, & de banniffement des terres de France
pour la troifieme.

XIII.

Qu'il foit défendu à qui que ce foit de vendre
& de diftribuer aucuns remedes fecrets, s'ils
n'ont été approuvés par une Commiffion établie pour cela, fous les peines prefcrites par

les Ordonannces. Les amendes qui feront encourues par ces deux articles, feront appliquées, moitié à l'Univerfité ou au Collége le plus voifin du lieu où le délit aura été commis, & l'autre moitié à la maffe commune deftinée aux établiffemens pour les progrès de la Médecine.

XIV.

L'Edit de 1707 continuera d'être obfervé felon fa forme & teneur, en tant qu'il n'y eft point dérogé par les Préfentes, ainfi que par le Réglement général pour toute la Médecine de France, felon qu'il fera prefcrit ci-après.

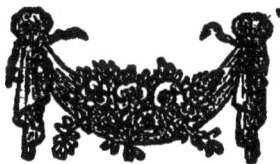

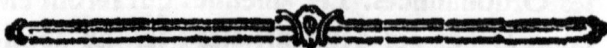

CHAPITRE III.

D'un établissement particulier pour ensei-
gner la Médecine en grand & la porter
à sa perfection.

Nous pensons qu'avec de pareilles précautions l'on pourvoira à ce que les Médecins de tout le Royaume soient suffisamment
instruits & dignes de mériter la confiance du
Public. Mais nous aspirons à la perfection ;
& ne peut on pas s'en flatter de la part d'une
grande Nation, ingénieuse, policée, & distin-
guée depuis long temps dans tous les genres
de professions & de talens ? Nous venons de
voir les raisons qui déterminent à choisir Paris pour cet établissement ; on peut lui donner le nom d'*Institut royal de Médecine en*
France. Le local du Jardin du Roi paroit spécialement lui convenir par tous les avantages
que nos Rois y ont déjà rassemblés ; & l'air
y est très sain. Nous demandons d'abord un
édifice assez vaste pour loger gratuitement un
bon nombre de Professeurs & tous les Etudians en Médecine qui désireront la plus

ample

ample inſtruction. On ne peut fixer le nombre
de ceux-ci ; nous le porterons, par une eſ-
timation vague, à cent quatre-vingt ou deux
cents. Ainſi ce feroit cent quatre-vingt à deux
cents petites chambres particulieres, afin que
chaque Etudiant eût la ſienne. L'on peut en
ſuppoſer ſoixante ou ſoixante-dix plus grandes
pour les Profeſſeurs & les Officiers. Il faut
ajouter des cuiſines & des réfectoires ſuffiſans,
cinq à ſix grandes pieces pour les leçons, un
amphithéatre (1) pour les démonſtrations, une
grande ſalle pour les examens, laquelle ſer-
vira aux aſſemblées publiques, une ſemblable
pour la bibliotheque, enfin une piece déta-
chée du reſte de l'édifice, laquelle fera deſtinée
aux diſſections & aux épreuves qu'on peut
faire ſur les cadavres. On pourroit placer au
plain-pied du bâtiment, les ſalles pour les leçons, les cuiſines & réfectoires & autres commodités de la maiſon. Le premier étage ſeroit
occupé par les Profeſſeurs & Officiers ; le
deuxieme & le troiſieme pour les Etudians ;
le quatrieme ou une manſarde logeroit les

---

(1) On vient d'en conſtruire un dans la partie nouvellement acquiſe du jardin, ſituée le long de la rue de
Seine. Ce peut être une dépen e de moins à faire dans l'édifice de l'Inſtitut. *Note de l'éditeur.*

F

domestiques. On ménagera aisément deux
pieces ; l'une pour faire un cabinet d'Anatomie ; l'autre pour contenir les drogues em-
ployées en Pharmacie , & tous les procédés
de Chimie. Il y auroit deux entrées principales à cet édifice ; l'une du côté de la rue
Saint-Victor ; l'autre du côté de la riviere (1).

------

(1) L'Auteur se servoit de tout le terrein qui s'éten-
doit depuis l'extrémité ancienne du jardin jusqu'à la
riviere. Cette partie étoit alors en marais , & il en
disposoit à son gré. Ces années dernieres , le Roi en
a fait l'acquisition ; la dépense n'en est donc plus à
compter. Sur cette augmentation plus que double du jardin , on peut prendre l'espace nécessaire pour l'édifice de
l'Institut , & pour celui de l'hôpital bourgeois qu'on propose ici. La portion gauche , en entrant par le quai , paroît même suffisante , & la portion droite resteroit toute
entiere à l'usage du jardin. A droite & à gauche de cette
entrée sur la riviere , on trouve au dehors de vastes chan-
tiers & très-peu de maisons. On y peut choisir le lieu destiné
à l'hôpital des pauvres. Si l'on se détermine pour la partie
gauche (en dehors du jardin), on rencontre le chemin qui
va prendre en montant la route de Choisy-le-Roi & de
Fontainebleau. En ce cas , l'hôpital des pauvres seroit à
l'orient du jardin du Roi , & du côté de la campagne. Il
seroit aisé de couvrir le chemin qui sépareroit cet hôpital
de l'Institut , au moyen de quatre à cinq arcades. Ainsi
les Professeurs conduiroient les Etudians à couvert dans
les salles de l'hôpital des pauvres , placé le long de la riviere, & ils iroient de plain-pied à celui des citoyens riches

il feroit aifé de le décorer & d'en faire un or-
nement à Paris, fur-tout fi l'on y plaçoit la
flatue équeftre du Roi. Les quatre prédéceffeurs
de la branche régnante ont chacun la leur,
Louis le Bienfaifant doit avoir la fienne : on
pourroit la placer en ce lieu : fi cependant on vouloit qu'elle fût dans un autre
quartier, nous demandons du moins la flatue
pédeftre du Roi avec l'infcription : *A Louis
XVI* (1), *Sauveur du Peuple*; elle eft fimple
& convenable au grand deffein qu'on fe propofe ici. A cela près, nous ne demandons ni
pompe ni magnificence en Architecture; un
tel monument décoré par l'importance & la
grande utilité publique, n'a befoin que d'une
noble fimplicité. Nous remarquerons feulement que l'amphithéatre & les falles deftinées
aux leçons & aux affemblées publiques, doivent être fuffifamment éloignées des rues,

ou aifés, qu'on fépareroit du refte du jardin par une fimple
grille ou un petit mur. Au furplus, l'entrée au jardin, du
côté de la Seine, eft déjà pratiquée : il eft vraifemblable
qu'on conftruira vis-à-vis d'elle un pont qui fera communiquer cette partie orientale & méridionale des faux-
bourgs de Paris, avec l'immenfe quartier de Saint-An-
toine. *Note de l'Editeur.*

(1) On n'a pas befoin de dire que le nom de Louis XVI eft
fubftitué ici à celui de Louis XV. Voy. l'Avertiffement.
Note de l'Editeur.

afin que le bruit n'interrompe point celui qui parle, & ne faſſe rien perdre de l'inſtruction.

Nous demandons, en ſecond lieu, qu'à peu de diſtance de cet édifice, il ſoit conſtruit un hôpital capable de contenir environ cinq cents lits. Nous déſirons qu'il ſoit partagé en deux parties à peu près égales ; l'une pour les ſeuls pauvres, & où ils trouveront tous les genres de ſecours & gratuitement ; l'autre pour y recevoir les habitans aiſés, & qui donneront une ſomme convenue & relative, non aux ſoins utiles, qui appartiennent à tous, mais aux commodités qu'ils déſireront y trouver. Cet hoſpice & celui des pauvres feront aſſez ſéparés l'un de l'autre, pour que le ſervice n'y ſoit point confondu, & que les conva'ıſcens qui payent n'aient avec les autres de commerce ou de communication que ce qu'ils voudront en avoir.

Il faut moins d'ornemens encore pour ce double hoſpice qui doit recevoir les pauvres & les riches ; c'eſt-à-dire, toujours une partie de l'humanité ſouffrante, à laquelle le luxe des Arts eſt parfaitement inutile. Tous deux devant ſervir d'école de pratique aux jeunes Médecins, feront actuellement un très grand bien, & aideront à en faire dans le temps à venir, par la doctrine ſalutaire qu'ils établi-

ront & répandront dans la France entiere &
dans tout le monde. Nous penſons qu'un hôpital d'une médiocre étendue eſt plus favorable qu'un très-grand, bien pl; conſidérable au grand but de l'inſtruction. On y ménagera deux ſalles particulieres, l'une pour
les opérations de Chirurgie, l'autre pour y
recevoir les Etudians, quand ils tomberont
en des maladies aſſez graves pour ne pouvoir être traités commodément dans leurs
chambres. Afin que les malades puiſſent être
vus & examinés plus aiſément par les jeunes
Médecins, on demande que les lits ne ſoient
attachés à aucuns murs, & qu'ils ſoient plus
éloignés les uns des autres qu'ils ne le
ſont communément.

Il convient que l'édifice deſtiné à l'Inſtitut
royal de Médecine, & les deux hoſpices, ſoient
à une diſtance ſuffiſante; d'abord pour éviter les
malheurs qui peuvent ſurvenir dans le cas d'in-
cendie; en deuxieme lieu, pour laiſſer à l'établiſſement toute la ſalubrité néceſſaire. Si cette diſtance étoit fort grande, telle, par exemple, que
celle d'un millier de pas qu'il peut y avoir
de l'hoſpice de la Salpêtriere au lieu dont
nous parlons, nos jeunes Médecins perdroient
trop de temps à aller obſerver les malades
trois & quatre fois dans la journée, même

de nuit (1). Craignons que le mauvais temps, sur-tout dans la saison d'hiver, ne ralentisse leur ardeur pour s'instruire. Mais si l'Institut & les hospices ne se trouvoient séparés que d'environ cent cinquante pas, on pourroit joindre les deux édifices par une galerie couverte & assez basse pour éviter les frais de construction ; la même galerie conduiroit d'un hospice à l'autre. Ces corridors seroient traités simplement en dehors ; mais leur intérieur pourroit être revêtu de dessins faits d'après nature, représentant toutes les parties du corps humain & les différentes opérations chirurgicales qu'on pratique sur lui.

---

(1) Indépendamment de la distance trop grande, il faut considérer que l'hospice de la Salpêtriere est destiné uniquement aux malades de cette maison, laquelle renferme différentes classes de pauvres, au nombre d'environ 7000. Cet hospice seroit peu propre, par conséquent, à montrer aux jeunes Médecins le tableau des maladies qui affligent les divers états de la société. Il en faut dire autant de celui de la Pitié, quand on n'en envoiera plus les malades à l'Hôtel-Dieu, mais quand ils seront traités dans des salles particulieres. Ainsi deux grands hôpitaux, placés si près du Jardin du Roi, ne peuvent servir à notre établissement que dans le cas de maladies extraordinaires, & alors les Professeurs de l'Institut y conduiroient leurs Disciples. *Note de l'Auteur.*

On n'a pas befoin d'obferver quels avantages réfulteroient de pareils moyens. On fait que les chofes qui fe préfentent fouvent à nos yeux fe gravent profondément dans la mémoire, furtout celles des jeunes gens, & que les idées qui s'en forment font affez durables pour ne s'effacer de la vie. Le refte de ces corridors pourroit préfenter les portraits ou les buftes des Médecins anciens & modernes, qui ont immortalifé leurs noms en fervant fi utilement l'humanité. Nouvel aiguillon pour exciter nos jeunes Médecins à bien faire. En fe promenant dans ces galeries, par de mauvais temps, ils n'y verroient rien qui ne leur retraçat toujours l'importance & l'utilité de leur profeffion.

L'on voit, d'un feul coup d'œil, le fruit qu'on doit attendre d'un pareil établiffement. Nous ne pouvons diffimuler qu'il exige de la dépenfe. Mais peut-on faire moins pour le grand Art de conferver les hommes ? Toutes les Sciences font protégées en France ; tous les talens y font encouragés. On doit leurs progrès à des établiffemens à peu près femblables. A leur faveur, les Arts s'y font, pour ainfi dire, naturalifés depuis long-temps. Celui de guérir feroit-il le feul qui dût y être trop négligé ? Non fans doute ; mais dès qu'on le favorifera, il recevra des accroiffemens rapides. Nous avons vu que la plupart des Facultés de Médecine nous laissoient dans une sorte d'indigence que leur nombre ne répare pas. Pour y remédier, nous demandons les secours qu'exige l'établissement d'une Ecole commune à tout le Royaume. Mais quelque juste que soit notre prière à cet égard, nous ferons tous nos efforts pour opérer ce grand bien avec toute l'économie possible. L'édifice qui doit contenir l'Institut royal de Médecine, & les deux hospices destinés à montrer les moyens les plus efficaces pour guérir & soulager l'humanité, nous étant une fois accordés, nous espérons de trouver dans la chose même des fonds suffisans pour l'avenir; en sorte qu'elle se soutienne d'elle même, & sans y faire contribuer le trésor public.

Afin de procurer aux jeunes Médecins la meilleure éducation possible, & les rendre très-habiles, nous mettrons en usage trois moyens nécessaires; 1°. le choix, & un nombre suffisant d'excellens Professeurs; 2°. un plan d'études méthodique, avec un temps suffisant; 3°. la rigueur des épreuves, avant d'obtenir le grade de Licencié & de Docteur. C'est ce dont nous allons nous occuper, sans nous appesantir sur de moindres détails.

SECTION PREMIERE.

Des Profeſſeurs de l'Inſtitut Royal de Médecine.

COMMENÇONS par leur nombre. Notre but étant de fournir à un grand Royaume, des Médecins profondément inftruits dans toutes les parties de cette Science, & capables d'y faire des découvertes, ainſi que dans l'Hiſtoire Naturelle, de façon que la Phyſique & la Médecine ſe prêtent des ſecours mutuels, furtout pour l'avancement de celle-ci, on ne penſe pas que pour remplir ces vûes, on puiſſe ſe paſſer à moins de onze Profeſſeurs. L'un d'entre eux enſeignera les Mathématiques & la Géométrie, en les appliquant à la Médecine autant qu'il ſe peut. Un ſecond fera un Cours de Phyſique générale & particuliere, avec un nombre convenable d'expériences. Il y aura deux Profeſſeurs d'Anatomie ; deux pareillement pour la Botanique & l'Hiſtoire Naturelle ; un autre démontrera la Chimie & la Pharmacie : il y en aura quatre pour enſeigner la Médecine & la Chirurgie pratiques. On les choiſira de bonnes mœurs ; tous feront Médecins, ceux mêmes qui rempliront les

deux premieres Chaires, afin qu'ils foient plus
en état de porter leurs vûes & leurs études
du côté de la Médecine.

Chacun d'eux enfeignera la théorie & la
pratique de la Science dont il fera chargé,
fans avoir de Démonftrateur en titre. L'ufage
actuel d'employer des Chirurgiens & des Pharmaciens, comme Aides ou Miniftres du Profeffeur, à ces démonftrations, a eu dans les
fiecles précédens fon utilité politique; on vouloit unir ces branches au tronc de la Médecine, c'eft-à-dire, aux Facultés ou aux Colléges, & les tranfactions en étoient paffées
entre ces différens Corps. Mais nous penfons
que cette méthode peut nuire à l'enfeignement. La Chirurgie & la Pharmacie n'ont-
elles pas leurs Démonftrateurs particuliers
dans leurs Communautés? Les Profeffeurs en
Médecine peuvent fe convaincre que comme
la théorie & la pratique doivent être réunies,
ils n'y réuffiront jamais mieux, que quand ces
deux parties feront entre les mains d'un feul
Maître. Si on les fépare, en confiant à l'un
la théorie & la pratique à l'autre, on rifque
de défunir ce qui doit faire un tout; & cela
ne peut aller qu'au défavantage de la Science.
On s'en eft convaincu par une longue expérience; car, dans la méthode actuelle, le Pro-

seffeur ayant composé une fois ses cahiers, les vient lire chaque année; il peut croire que son devoir est suffisamment rempli. D'autre part, le Démonstrateur, lequel est souvent trop peu lettré, expose ce qui est de la pratique, laquelle n'a pas toujours des fondemens solides; il se repose sur le Professeur, du soin de montrer les principes & de les développer. Il résulte de ce double emploi de Maîtres, qu'ils se contredisent quelquefois. Que nos Professeurs Médecins se chargent donc à la fois & de la doctrine & de la pratique des parties qu'ils enseignent; qu'ainsi l'Anatomiste ne dédaigne pas de disséquer lui-même; qu'il ait des préparations toutes prêtes; que le Chimiste démontre, par le détail de ses procédés, les faits qu'il vient d'établir; qu'il leur soit néanmoins permis de se faire aider par quelqu'un de leurs Disciples qui voudra se livrer spécialement à telle ou telle branche de la Médecine.

Les Professeurs étant choisis, leur premier soin sera de composer des Livres classiques à l'usage des Etudians. On doit y trouver les élémens de la Science que chacun d'eux enseigne; de telle sorte néanmoins que ces Livres puissent aussi servir dans un âge plus avancé, & guider même les Praticiens, ou du

moins les empêcher de perdre de vue les vérités & les maximes qu'ils doivent toujours
avoir préfentes à l'efprit dans l'exercice de leur
profeffion. Ces Livres ferviront de bafe aux
leçons des Maîtres ; ils n'auront plus qu'à les
expliquer dans leurs leçons, & en tirer les
conféquences néceffaires. Tous les Difciples
feront tenus de poffeder ces Livres claffiques.

En les compofant, les Profeffeurs auront
foin, 1°. que le ftyle en foit ferré, en maniere d'aphorifmes. Ils éviteront à la fois
le reproche qu'on peut faire à des productions modernes, quoiqu'excellentes en elles-
mêmes, que le texte en eft trop court, & que
le commentaire, qui fert à les expliquer, eft trop
long. On défire tout à la fois que la briéveté ne
nuife point à la clarté. Ainfi la mémoire des
Etudians ne fera chargée que des principes
& des développemens néceffaires. 2°. On n'y
admettra que ce qui eft réellement prouvé en
Anatomie, en Phyfique, en Médecine. On
bannira les hypothefes, pour ne s'en tenir qu'à
l'expérience ; & quand celle-ci ne fera pas
fuffifamment conftatée, on affignera aux faits
& aux opinions régnantes, les divers degrés
de vraifemblance qu'ils peuvent avoir. 3°. On
y marquera ce qui manque encore aux différentes parties de la Médecine, tant théorique

que pratique. On proposera donc comme ma-
tières de recherches à faire, tout ce qui reste
d'obscur ou d'incertain en Physiologie, en Sé-
méiotique, & principalement ce qui est relatif
aux maladies qui ont passé jusqu'a présent pour
incurables. On jettera aussi la plus grande lumiere
possible sur les remedes c   as & employés
par les anciens Médecins. On évaluera particuliérement les ressources que l'on peut tirer
de nos remedes indigens. 4°. On donnera, tous
les douze à quinze ans, de nouvelles éditions
de ces Livres, dans lesquelles on insérera les
·découvertes ou les vues neuves qui se feront
présentées dans cet intervalle ; on corrigera les
fautes qui auront pu s'y trouver. 5°. Ces ouvrages tendront à compléter un plan de Médecine ; chaque Auteur ne perdant point de
vue le but qu'on se propose, celui de former
des Médecins. Ainsi l'on fera l'application
des Mécaniques, spécialement au corps humain. On songera moins, en traitant de l'Histoire Naturelle, à des singularités simplement
curieuses, qu'à indiquer l'usage qu'on en peut
faire en santé & en maladie. En un mot, on
ne s'appliquera point à former un Botaniste ou
un Minéralogiste de profession, mais à conduire
les Médecins au grand dessein de se rendre ha-

biles dans l'exercice de leur profession. Afin
donc que ces Livres aient avec l'Art de guérir
tout le rapport qu'on défire, ils feront examinés attentivement dans des Comités particuliers. Au refte, ils feront tous écrits en latin, & de format portatif, duffent-ils être de
plufieurs volumes fur le même fujet. En attendant qu'ils foient compofés, chacun des Profeffeurs pourra fe fervir, pour les leçons, des
ouvrages précédemment imprimés, qu'il croira
les plus propres à tenir lieu d'élémens pour
la Science dont il eft chargé. Il eft effentiel
que chacun d'eux ne puiffe jamais remplir
qu'une feule Chaire à la fois.

L'on penfe qu'il eft utile de donner aux
Profeffeurs plus d'autorité qu'ils n'en ont communément fur leurs Difciples. Comme ils
logeront tous enfemble, ils feront à portée de
connoître mieux leur caractere d'efprit, &
d'infpecter leurs mœurs. Ils tiendront note de
leurs talens, de leur affiduité, & de leur conduite; on pourra y recourir dans l'occafion.
Ainfi l'Etudiant aura pour fes Maîtres la dé-
férence & la gratitude néceffaire; & l'efpoir
d'en obtenir un éloge mérité lui fera un puif-
fant motif d'émulation. Les Profeffeurs, avant
d'entrer en charge, feront tenus de prêter fer-

ment, entre les mains du premier Médecin du Roi, de fe conformer exactement aux Statuts de l'établiſſement.

Voyons maintenant le traitement qu'il convient de leur faire. On conçoit que pour en avoir d'excellens en tous les genres, il faut fe les attacher par des appointemens aſſez conſidérables pour n'avoir pas à defirer d'autres emplois. Ils ne doivent rien recevoir non ſeulement pour leurs leçons, mais encore pour les examens & les grades : cependant leurs occupations feront aſſez multipliées pour employer prefque tout leur temps. D'après cela, il paroît aſſez que, pour leur procurer une exiſtence commode & honnête, on ne peut leur donner moins de 6000 livres par an. Le mot d'un Empereur au ſujet des Poëtes & des Lettrés, *nutriendi, non faginandi*, eſt applicable à tous les Savans; la pauvreté les décourage; l'eſprit peut s'y dégrader : ſont-ils riches? il eſt à craindre que l'amour du repos, le goût des amuſemens ne les prenne, & qu'ils ne ſe relâchent ſur des devoirs & des occupations féveres. Une heureuſe médiocrité eſt la plus ſûre gardienne des vertus & des talens. L'Adminiſtration peut d'ailleurs, outre le logement, aſſigner à ces Chaires des priviléges, des diſtinctions, diminuer les droits d'entrée à Paris.

L'hôpital double que nous attachons à l'Inſtitut royal, doit naturellement participer à un pareil bienfait. C'eſt une bien petite diminution ſur le tréſor public, que d'en retrancher ce qui touche à la ſubſiſtance des Profeſſeurs & des Domeſtiques néceſſaires au ſervice de la maiſon. Il faut auſſi que la vie ne ſoit pas trop chere pour nos Etudians : on doit conſidérer que, dans le train ordinaire, la plupart d'entre eux ou ne demeureroient point à Paris, ou n'y feroient qu'un plus court ſéjour.

L'on vient de dire que les Profeſſeurs, pour s'acquitter dignement de leurs fonctions, ne pourront remplir qu'une ſeule & unique Chaire. On peut permettre qu'ils la quittent pour en occuper une autre, mais ſeulement au bout de dix ans. Il convient qu'en cas de maladie ils puiſſent être ſuppléés. Qu'il n'y ait jamais, pour quelque cauſe que ſoit, aucune ſuspenſion des Cours établis à l'Inſtitut royal. Peut-on y pourvoir mieux qu'en créant un Profeſſeur en ſecond pour chaque Chaire ? Cet Adjoint ou Subſtitut cultivera particuliérement la Science dont s'occupe le Profeſſeur titulaire ; il en remplira toutes les fonctions, en cas d'abſence légitime du premier, & lui ſuccédera en cas de démiſſion ou de mort.

En

En attendant, chacun d'eux touchera les appointemens de 2000 livres.

Il paroît indispensable de fournir les Livres
de Médecine nécessaires à une pareille institution. Les premieres acquisitions étant faites,
on pourra augmenter annuellement cette Bibliotheque, en obtenant que tous les Impri-
meurs du Royaume, qui publieront de nouveaux livres concernant la Médecine & toutes
ses branches, ou qui en renouvelleront les
éditions anciennes, seront tenus de remettre
à l'Inſtitut Royal un exemplaire de chacun
desdits ouvrages. Cette Bibliotheque sera ouverte aux seuls Etudians en Médecine, pluſieurs fois la semaine dans l'après-midi; ils y
consulteront les Livres rares ou chers, & en
feront des extraits. Ainſi, Maîtres excellens,
leçons savantes, cabinets de toutes les choses
relatives à leur profeſſion, hôpital de pratique, bibliotheque bien fournie, rien ne man-
quera pour leur inſtruction.

Enfin, nous croyons fort utile de joindre
à cet établiſſement un Chapelain, qui à ses
fonctions ordinaires, ajouteroit celle de faire,
les jours de Dimanche & de Fête, des Conférences sur la Religion & sur la Morale. Elles
rouleroient alternativement sur les preuves de
la révélation, & sur l'excellence de la Mo-

G

rale Chrétienne. On ne peut, fans doute, contefter la grande influence des principes religieux fur le maintien de la probité; laquelle, difons-nous, eft d'autant plus difficile que la profeffion qu'on exerce eft plus délicate.

SECTION II.

Plan d'études dans l'Inftitut de Médecine.

ON peut le rendre uniforme & méthodique, puifque tout eft réuni ici. On évitera donc aifément la contrariété des opinions, qui eft fi commune & fi dangereufe dans une Science auffi vafte que néceffaire. Il eft arrivé fouvent que telle opinion admife dans une Ecole, eft traitée d'erreur dans une autre. La méthode qui abrege le travail, rendra les Médecins plus habiles à la fin de leurs études; la Société en jouira bien plus tôt.

Les deux conditions préliminaires, pour être admis à l'Inftitut de Médecine, feront des atteftations de vie & de mœurs irréprochables, & le grade déjà acquis de Maître-ès-Arts. Il eft à défirer que le fujet qui fe voue à la Médecine, foit jeune, puifqu'elle exige l'emploi de toute la vie; qu'il jouiffe de l'in-

tégrité des fens; qu'il foit d'un naturel propre aux Sciences; qu'il ait affez de fanté pour
fe livrer à des études fuivies; &, s'il fe peut,
que poffédant quelque fortune, il foit d'ailleurs
fans difformité remarquable. Comme l'étude de
la Philofophie eft fouvent affez négligée dans
la plupart des Colléges, nous croyons néceffaire d'y faire revenir nos Etudians. Nous les
appliquons donc la premiere année à un Cours
de Phyfique, générale & particuliere, & à
celui des Mathématiques néceffaires à un Médecin. Ces connoiffances lui apprendront à
féparer les idées obfcures de celles qui font
évidentes, à établir des définitions exactes,
des principes certains, & à en tirer de juftes
corollaires. Le Profeffeur qui en donnera les
élémens fera cinq leçons par femaine, d'une
heure & demie chacune : il expliquera pendant
une heure; il interrogera pendant une demi-
heure. La leçon de Phyfique prendra deux
heures, fur lefquelles il fera deftiné une demi-
heure à interroger les Difciples. Il m'a toujours paru que l'interrogation leur étoit fort
utile; plufieurs chofes, que l'on croit d'abord
avoir comprifes, fe trouvent, fi l'on en fait
l'expérience, n'avoir point été entendues.
De plus, la honte que l'on a de répondre

mal, dans une Assemblée, force l'attention, sur-tout quand on ignore en quel temps on doit répondre. Nos Etudians ayant déjà pris quelque teinture de la Philosophie dans les Universités, pourront subir un examen à la fin de cette premiere année. On conçoit par ce que nous avons déjà dit, qu'il doit être public, ainsi que tous ceux qui suivront.

Ceux qui y auront donné des preuves de leur application & d'un bon esprit, seront admis à continuer désormais leurs Cours d'études à l'Institut Royal. Mais, s'il arrive que, par défaut naturel d'aptitude, ou par une coupable négligence, ils ayent mal répondu, ils seront renvoyés. Que pourroit-on en effet attendre d'un sujet, qui, déjà censé avoir reçu la Maitrise-ès-Arts, n'a pu saisir les élémens de Mathématiques, & qui n'a ni goût ni curiosité pour la Physique, dont la Médecine est la continuation? On peut désirer néanmoins que les Professeurs l'ayant fait venir secrétement devant eux, ils lui exposent l'étendue & les difficultés de la profession qu'il veut embrasser; les longs travaux & les talens décidés qu'elle exige; qu'il se trouve dans la Société plusieurs autres états plus ou moins honnêtes, pour lesquels il aura vraisemblablement

plus de difpofition; tandis qu'on ne peut admettre, en celui-ci, que ceux qui y font véritablement propres. Que fi, malgré ces repréfentations
douces & amicales, le jeune homme, quoique
déjà rebuté, perfifte néanmoins à fe vouer
à la Médecine, il lui foit permis de fupplier
pour un fecond examen, lequel pourra avoir
lieu trois mois après, de la maniere fuivante.
L'Etudiant fera interrogé publiquement pendant fix heures, par ceux de fa claffe qui ont
été reçus, & tirés au fort pour cet effet, au
nombre de fix à dix; il leur répondra, dis-je,
en préfence de l'un des deux Profeffeurs, qui
tous deux interrogeront fur la fin de l'examen. On n'accordera la grace de cette feconde
tentative, qu'à ceux qui auront fuivi les leçons avec exactitude; de toutes les caufes
d'abfence, on ne tiendra pour valable que
celle de maladie. Si l'Etudiant fuccombe à ce
fecond examen (duquel il ne pourra rappeler), il fera obligé de quitter l'Inftitut, &
déclaré inhabile à prendre des degrés, & à exercer jamais la Médecine en France. Cette regle ne peut être regardée comme trop févere,
puifque le Prince (1) des Médecins

---

(1) V. Hippocrat. Lex.

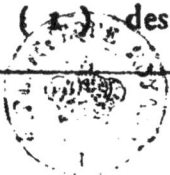

G iij

vouloit déjà de son temps, que les Mathématiques & la Physique fussent des préliminaires à cette profession. Charlemagne qui aimoit la Médecine, & qui la voyoit négligée depuis plusieurs siecles, crut ne pouvoir mieux la rétablir qu'en recommandant l'étude de la Physique dans un de ses Capitulaires.

Nos Etudians ayant fourni cette premiere carriere, avec les preuves suffisantes qu'ils sçauront atteindre le but qui leur est proposé, entreront dans la seconde, en se livrant à l'Anatomie. Nous venons d'y destiner deux Professeurs; l'un fera une exposition de toutes les parties du corps humain; il donnera tous les matins ses leçons de deux heures chacune, le plus souvent sur le cadavre. En printemps, il démontrera les cartilages, & fera un Cours d'opérations de Chirurgie en trente à quarante leçons. Les mois d'été seront destinés à montrer les os & les préparations seches. Le second Professeur sera chargé de montrer l'Anatomie comparée des animaux, laquelle ne s'enseigne presque jamais dans la méthode actuelle; étude importante pourtant par le grand jour qu'elle répand sur l'œconomie animale. Il expliquera cette œconomie en donnant une leçon tous les soirs, chacune de deux heures, cinq fois la femaine. Cependant, il aura foin, en Juillet, de finir la Phyfiologie, afin de donner fes leçons fur la Pathologie, & les inftitutions de Médecine jufqu'à la fin de l'année fcholaftique.

L'Anatomie du corps humain fourniffant à l'Art de guérir une bafe fondamentale, & fe trouvant d'ailleurs fort chargée de détails, il paroit néceffaire que les Etudians en répetent le Cours, l'année fuivante, en y ajoutant la diffection faite par leurs propres mains. Ils acheveront ce travail en même temps que le premier Profeffeur finira fes démonftrations anatomiques. Vers le mois d'Avril on leur fera faire fur le mort les opérations de Chirurgie. On peut fixer à trois, le nombre de cadavres qu'on fournira à chacun des Etudians. Mais l'inftruction ira en croiffant; par la précaution de les faire difféquer dans une grande falle commune, féparée, ainfi qu'on vient de dire, du refte de l'édifice, & abfolument deftinée à cela. L'un des Profeffeurs d'Anatomie préfidera à ce travail. Un Profecteur, ou l'un des Adjoints, veillera à ce qu'il fe faffe avec l'ordre, la propreté & la décence néceffaires. Maîtres & Difciples, tous profiteront des fingularités & obfervations qu'on

G iv

rencontrera dans ce nombre de corps soumis
à leurs recherches mutuelles. On en gardera
les pieces les plus intéreffantes. Ainfi fe formera infenfiblement un cabinet d'Anatomie,
à la fois riche & inftruɛif. Quel avancement
pour l'Anatomie en général, & pour la certitude de l'Art de guérir ! Ces deux années fe
termineront par un examen fur ce qu'on y
aura enfeigné : les Profeffeurs décideront fi
leurs Difciples font affez inftruits fur cette
Science & fur les opérations chirurgicales,
pour paffer à d'autres études.

　　Celles qui fuivront l'Anatomie, feront la
Botanique, la Chimie, la Pharmacie, & l'Hiftoire Naturelle : celle-ci eft, à la vérité, bien
cultivée par des Amateurs; mais elle l'eft trop
peu dans la méthode ordinaire, quoiqu'elle
fourniffe à la Sociéré & à la Médecine de
grands fecours. Voici l'ordre qu'on peut mettre à ces différens Cours qui vont très-bien
enfemble. Nous avons deux Profeffeurs; l'un
de Botanique, l'autre d'Hiftoire Naturelle.
Celui-ci peut être deftiné à la démonftration
des animaux, des minéraux & des racines,
ainfi que des fruits fecs & des graines des
végétaux. Il commencera fes leçons à l'ouverture des écoles, & les continuera jufqu'au

mois de Mai. Le fecond Profeffeur (celui de Botanique) montrera cette fcience depuis le mois de Mai jufqu'à la mi-Septembre, en donnant quatre leçons par femaine, & une tous les jours, pendant le fort de l'été. Ces deux Maîtres rempliront ainfi toute l'année; l'un enfeignant l'Hiftoire Naturelle pendant l'hiver, l'autre la Botanique pendant la belle faifon. De même, l'un d'eux menera fes Difciples à la campagne fix à fept fois l'année, pour leur faire remarquer ce que la Nature peut offrir, aux environs de Paris, dans le regne n inéral; l'autre les conduira dix à douze fois hors de la ville pour heiborifer. Quant au Profeffeur de Chimie, il fera fon Cours toute l'année, y compris celui de Pharmacie: il donnera fes leçons quatre fois la femaine. On voit que nos Etudians n'auront au plus que deux leçons à prendre chaque jour; le matin par exemple, celles d'Hiftoire Naturelle ou de Botanique; & le foir celles de Chimie ou de Pharmacie, feulement quatre fois la femaine. Ne furchargeons point leur mémoire, ni la capacité de leur efprit. Gardons la même regle dans toutes les études faites à l'Inftitut. N'offrons que deux genres d'objets à examiner à la fois, pendant une

durée de plufieurs femaines ou de mois. Ainfi
leurs connoiffances auront le temps de fe bien
arranger dans leurs têtes. Comme l'Hiftoire
Naturelle, la Chimie & la Pharmacie (dans
laquelle on prefcrira l'Art de formuler mé-
thodiquement) font fort étendues, & qu'en
particulier la Botanique s'oublie aifément,
nous leur ferons répéter ces Cours une feconde année. Suivra un examen. Si quelqu'un
y répondoit mal, on le feroit refter une année de plus dans cette même claffe pour qu'il
s'y fortifiât; mais, fi tous ont donné des
preuves fuffifantes de leur favoir, ils feront
alors reçus *Bacheliers.*

On aura foin que les différens Cours fe
faffent à l'Inftitut à des heures différentes;
autant qu'il fe peut. Il en réfultera que quelques-uns des Etudians qui voudroient cultiver
plus particuliérement une fcience, par exemple l'Anatomie, la Chimie, pourront fuivre
leur goût, fans être obligés de perdre les
autres leçons qui, felon nous, doivent entrer
dans le plan général de l'éducation médecinale. C'eft donc leur réferver la facilité de
faire un même Cours trois à quatre fois. De
plus, nous défirons qu'ils puiffent être admis
à travailler avec le Profeffeur aux recherches

particulieres de la partie en laquelle ils veulent se diftinguer; à fuivre, à vérifier avec lui fes découvertes, à l'aider même en tout ce qui tient au manuel de la fcience : les Maîtres & les Difciples trouveront également leur compte dans cet arrangement. Au refte, les Ecoles de l'Inftitut pourront s'ouvrir le dix Novembre, & fe fermer à la fin de Septembre.

Nous reconnoiffons que l'Anatomie, l'Hiftoire Naturelle, la Chimie ne peuvent feules former un véritable Médecin; mais ces difciplines éclairent & affurent fa marche dans l'exercice de fa profeffion.

Venons maintenant à la pratique de l'Art: on vient d'y conduire les Eleves par toutes les études précédentes. Celle-ci eft la plus importante pour la Société; elle doit terminer leurs travaux à l'Inftitut. Nous devons donc prendre les mefures les plus juftes, pour qu'une heureufe fin couronne ce grand ouvrage. Nous avons deftiné quatre Profeffeurs à l'enfeignement de la pratique médecinale; le premier fera un Cours complet de Médecine, lequel préfentera le fyftême général des maladies; il les décompofera toutes, autant qu'il fe peut, les réduira aux vices les plus fimples, & en

tirera les indications les plus claires. Ce Cours
durera toute l'année, à une leçon par jour,
excepté les Dimanches & Fêtes. Le second
fera de même un Cours complet de Chirurgie ; en suivant, autant qu'il se peut, le
même plan que celui de Médecine ; il y desti-
nera aussi une année scholastique entiere.
Dans la suivante, les Etudians écouteront les
mêmes leçons, & de plus celles des deux
autres Professeurs. L'un traitera des différens
virus, & des contagions, des maladies des
yeux, & de celles des enfans. L'autre s'occupera spécialement des maladies des femmes,
de la grossesse & des accouchemens. On des-
tinera à celles-ci une salle particuliere dans
l'hôpital de pratique. L'expérience a prouvé
qu'il étoit assez difficile en France, que les
jeunes Médecins se procurassent des connoissances suffisantes sur ces derniers objets.

Indépendamment de leurs leçons, les Professeurs seront tenus d'admettre nos Bacheliers à la visite des malades dans les deux hospices attachés à l'Institut : l'on y observera
l'ordre suivant.

1°. Les Professeurs de pratique seront spécialement chargés du traitement des maladies,
sur lesquelles ils donnent des préceptes. Plus
instruits par la théorie & par la pratique.

ils feront à même de juger mieux de l'expérience, & d'apprécier le mérite des obfervations.

2°. Les autres Profeffeurs donneront auffi
leurs foins aux malades du double hofpice;
de façon cependant que les quatre Profeffeurs
de pratique en aient le plus grand nombre.
On défire tout à la fois que ce nombre ne foit
pas au deffus de quarante à cinquante, y compris les convalefcens. On peut divifer les Etudians en différentes bandes : chacune d'elles
affiftera aux vifites; elle changera de Profeffeurs & de claffes de maladies tous les deux
mois.

3°. Le premier Profeffeur d'Anatomie chargé
du Cours d'opérations de Chirurgie, & de
les faire exécuter par l'Etudiant fur le mort,
les fera lui-même fur le vivant. Il pourra auffi
inviter à faire celles qui font réglées, l'un
des Chirurgiens les plus diftingués de Paris,
celui principalement qui aura trouvé quelque
méthode nouvelle, ou un inftrument plus propre à exécuter telle opération.

4°. En vifitant les malades, chaque Profeffeur, fuivi de fa petite troupe, énoncera
leutement & à haute voix les fignes, les ac-
cidens, le terme de la maladie, les changemens furvenus depuis la derniere vifite, les

remedes employés, leurs effets. La Médecine roulant fur les deux pivots de l'expérience & de la raison, il fera fentir comment l'expérience doit être jugée par le raifonnement, & celui-ci confirmé par l'expérience; il examinera enfuite les indications & contre-indications qui fe préfentent. Il rappellera que, fans logique & fans l'efprit de combinaifon, on ne peut apprécier au jufte la force des indications & contre-indications, ainfi que la valeur des faits; qu'on ne peut ni juger fainement de l'expérience, ni bien comparer le préfent au paffé, & ces deux temps à l'avenir. Enfin le Profeffeur viendra au pronoftic, mais ne le fera qu'en latin dans les maladies dangereufes. Les difciples ayant pris note des principales circonftances, examineront le tout plus en détail, en l'abfence du Profeffeur. Ils fe feront ainfi une hiftoire fidele de toutes les maladies.

5°. Les vifites étant faites, le Médecin raffemblera les Etudians qu'il initie à la pratique; il les inftruira plus au long fur les maladies qu'ils viennent d'examiner tous enfemble, en leur faifant part de fes réflexions, de fes obfervations correfpondantes au cas préfent, & leur expofant briévement les principes d'après léfquels il fe conduit. Cette inftruction familiere ne fera pas moins d'un quart d'heure matin & foir.

6°. Dans les falles deftinées aux maladies chirurgicales, les jeunes Médecins aideront aux panfemens, ou même les feront fous les yeux du Profeffeur : ils s'exerceront auffi à la faignée, afin qu'ils puiffent la pratiquer, fur-tout à la campagne, dans un cas preffant, & en l'abfence d'un Chirurgien. L'on défire qu'ils s'accoutument ainfi de bonne heure à voir de près toutes les miferes de l'humanité, à n'en être ni dégoûtés, ni effrayés dans le cours de leur vie, & fur-tout à ne-rien méprifer de tout ce qui peut être utile à leurs femblables.

7°. S'il fe trouve dans les hôpitaux de la capitale quelque maladie extraordinaire, foit par fa rareté, foit par la fingularité du traitement qu'on doit y faire, il fera bien que les Profeffeurs de Médecine pratique foient autorifés à faire tranfporter le fujet, dont on veut examiner & traiter la maladie, à l'hôpital de l'Inftitut.

8°. Dans tous les cas où les méthodes curatives n'ont pu encore obtenir une approbation générale des bons Médecins, on ouvrira les corps de ceux qui ont fuccombé à ces genres de maladies. Les Etudians affifteront à ces

ouvertures. Mais il eſt aſſez connu, que
même à la ſuite des maladies les plus communes, l'examen des viſceres, après la mort, com-
paré avec l'hiſtoire exacte de ce qui a précédé,
ne peut que perfectionner la pratique de l'Art
de guérir. Les Profeſſeurs d'Anatomie feront
ſpécialement chargés des ouvertures, quand
on aura beſoin de recherches ſavantes &
déliées.

9°. L'Ecole de pratique peut être fréquentée
durant tout le cours des études. Mais nous
deſtinons ſpécialement deux années entieres à
l'étude des maladies, & à la viſite des malades, ſous les yeux de nos Profeſſeurs : la ſe-
conde année ſe paſſera à faire pratiquer les
jeunes Médecins eux-mêmes, de la façon ſui-
vante. On leur confiera, pendant toute cette
année, ſept à huit malades, dont ils prendront
un ſoin tout particulier : leur livre à la main,
ils les viſiteront quatre à ſix fois dans la journée, même de nuit, ſi l'état eſt critique. Ils
précéderont le Profeſſeur dans ſa viſite, & lui
feront un rapport fidele de tout ce qu'ils auront obſervé. Le jeune Praticien propoſera
les remedes dont il prétend ſe ſervir : l'ordonnance cependant ne ſera exécutée qu'a-
vec la ſignature du Maître, lequel ajoutera,
retranchera, modifiera, ou approuvera tota-
lement

lement la formule, felon que fon jugement
& fon expérience en décideront. Il lui montrera briévement les raifons qui déterminent
fa décifion. Ces effais des talens du jeune Praticien me paroiffent très-propres à éclairer &
à affurer fa marche ; à lui épargner des dégoûts pour lui-même, & pour la Société des
pertes. Les maladies qu'on lui confiera feront
d'abord les plus communes ; on le fera paffer
enfuite aux plus difficiles & aux plus rares.
Ainfi, avant de fortir de l'Inftitut, il aura
vu traiter à peu près toutes les maladies par les
plus excellens Profeffeurs pendant deux ans,
& par lui même, aidé de leurs confeils, pendant un an. Il acquerra ainfi un coup-d'œil
jufte, qui doit fouvent être rapide comme
à la guerre ; mais qu'il faut toujours modérer par la réflexion & par un excellent jú-
gement.

La carriere à parcourir par les Médecins
qui feront élevés dans l'Inftitut royal, fera
ainfi de fept ans complets pour ceux qui
n'auront été refufés à aucun examen. Le dernier fera fait uniquement fur la pratique de
la Médecine, & fuivi immédiatement du degré
de la licence ; après lequel ils feront promus,
s'ils le jugent à propos, à celui du Doctorat,

H

fans garder d'interftice. Nous allons nous occuper de ces derniers grades.

SECTION III.

De l'admiſſion à la Licence & au Doctorat.

ON conçoit l'importance de cet objet,
puiſqu'il s'agit de fournir à la Société d'excellens Médecins. Il faut ſavoir pourtant que
le Doctorat eſt un titre d'honneur, autrefois
fort ambitionné ; mais que le degré de la licence eſt ſeul abſolument néceſſaire & conſti-
tue une réception légale. Ces dignités ou ces
formules paroiſſent avoir été inconnues à l'antiquité. Inventées à Bologne vers le milieu
du XIIe. fiecle, elles ont paſſé de l'Italie dans
toutes les Univerſités de l'Europe. Quoique ces
uſages ſoient aſſez nouveaux, il eſt clair qu'on
ne peut les ſupprimer que par d'autres qui les
remplacent. On devra toujours pourvoir à ce
que l'enſeignement & ſur-tout l'exercice de la
Médecine ne puiſſent être confiés qu'à des gens
habiles ; & il faut pour cela uſer des plus
grandes précautions. Il s'agit d'empêcher, 1°.
que la faveur ne puiſſe ſe gliſſer dans les examens, leſquels doivent emporter nos déci-

fions ; 2°. que les Profeffeurs n'ayent aucun
intérêt à recevoir des Médecins.

Nous penfons que pour mettre dans les
examens la regle convenable, il faut établir,
1°. que les récipiendaires ne feront pas examinés feuls à feuls, mais tous ceux qui font
reçus Bacheliers enfemble. Leurs études viennent d'être communes, d'après le plan tracé
ci-deffus : pourquoi ne les pas examiner de
même en commun ? Par là nous foutiendrons
leur émulation. 2°. Nous avons déjà prof-
crit ci-deffus les examens faits à huis clos,
dans les Facultés provinciales ; nous les rejetons de même à l'Inftitut. L'ufage commence
à prévaloir que les confultations chez les
malades fe faffent en préfence de perfonnes
étrangeres à l'Art ; tandis que les examens fe
font prefque en cachette. Changeons ces
deux ufages. Invitons pour cela les gens de
l'Art & les affiftans à vouloir que les confultations fe faffent entre ceux-là feuls qui ont à juger du fort d'un malade : cette précaution affu-
rera la liberté des avis, & éloignera cette envie
de briller & de plaire au Public, au grand défavantage du patient : mais nous formons au
contraire un vœu folennel, pour que les
examens qui doivent faire admettre ou rejeter ceux qui afpirent à guérir & à con-

ferver la vie des hommes, n'excluent aucuns
fpectateurs ; un feul, parmi ceux-ci, ayant de
la capacité, pourra empêcher une injuftice.
Et puifque les examens doivent être publics,
nous demandons qu'ils foient annoncés par
des affiches. Des gens éclairés pourront ainfi
eftimer le mérite des Médecins que l'Inftitut
forme pour toute la France.

Le premier examen, qui doit précéder le
baccalauréat, roulera, difions-nous, fur toutes
les parties théoriques de la Médecine. Il durera cinq jours ; de forte que l'afpirant
ne foit pas interrogé moins de cinq heures
dans la totalité de l'examen. Celui de la licence fe fera fur la pratique de la Médecine ;
il eft par conféquent d'une importance très-
grande ; c'eft pourquoi nous lui donnons
dix jours de durée ; ainfi chacun des récipiendaires répondra environ dix heures fur les diverfes maladies du corps humain. Les examens
auront lieu à la fin de l'année fcholaftique.
Ceux qui auront fubi, d'une maniere fatisfai-
fante, l'examen de pratique, feront admis au
degré de licence.

2°. L'on a propofé ci-deffus les moyens de
rendre les jugemens des Maîtres fur la capacité
des difciples abfolument conformes à l'équité,

c'eft d'ôter tout motif d'intérêt dans les ré:
ceptions, en ne donnant que des jetons pour
honoraires des examens que font les Profeffeurs. Cette précaution, déjà très-convenable,
pour les Facultés de province, femble être
encore plus néceffaire dans l'Inftitut, puifque
nous voulons qu'il ferve de modele, en tout
genre, pour le bien de l'humanité & de
la Médecine en particulier. Nous ajouterons
feulement qu'afin d'y rendre les réceptions
plus folennelles, nous croyons devoir y appeler fix Docteurs-Régens de la Faculté de Paris. Elle eft à portée de partager le travail
des Profeffeurs de l'Inftitut, non feulement
dans les examens & les actes, mais encore
dans les différentes occupations dont nous
parlerons. Mais les uns & les autres ne recevront que des jetons pour droit de préfence dans l'admiffion aux grades ; droit fi
léger qu'il ne peut affurément influer fur leurs
fuffrages donnés conjointement avec les Profeffeurs de l'Inftitut. Les droits de réception
fur les Médecins pour leurs grades feront donc
portés dans une caiffe commune, & l'on en
dreffera le tarif.

L'on vient de dire que le cours des études
à l'Inftitut royal fe trouve borné à fept ans.
On a parlé ci-deffus d'une Ordonnance de

H iij

Louis XII, portant que les Etudians en Médecine pourront jôuir pendant huit ans des priviléges académiques. Il faut louer ce bon Roi d'avoir accordé aux Etudians le loifir néceffaire pour s'inftruire de plus en plus ; c'eft qu'alors il étoit fréquent qu'ils enfeignaffent les Humanités, ou quelque Science particuliere ; c'étoit une diftraction faite par conféquent aux études propres à la Médecine. Cependant, nous défirons que les difciples puiffent refter une huitieme année à l'Inftitut quand ils le demanderont ; en ce cas, cette huitieme année feroit employée toute entiere à la pratique de la Médecine, felon le plan qu'on vient d'en dreffer. Mais nous eftimonsque les fept années d'études, faites avec la méthode indiquée & fous les plus grands Maîtres, fuffifent pour remplir le grand but de fournir le royaume d'habiles Médecins.

Ceux qui à l'Inftitut auront été admis à la licence & qui défireront exercer à Paris, recevront ce grade avec les Bacheliers émérites de la Faculté. S'ils veulent être promus au Doctorat & à la Régence, ils le feront en fuivant les formes ufitées dans cette Compagnie. En adoptant la diftinction des lieux ou places dans la lifte du catalogue (ce qui peut fervir à l'émulation), nous penfons que celui qui a fait tous fes cours à l'Inftitut, mérite le premier lieu conjointement avec celui que la Faculté aura nommé, & qu'on ne doit mettre d'autres différences entre eux, que celle qui fera décidée par le fort ; bien entendu que les fils de Maîtres continueront de jouir de la feule faveur qu'on leur faffe, qui eft celle d'occuper le premier lieu de la Licence.

Pour ce qui eft de ceux qui voudront être reçus Licenciés ou Docteurs à l'Inftitut, fans s'agréger à la Faculté de Paris, ils pourront être promus à ces degrés fans être tenus à garder des interftices entre eux. Pour cet effet, ils agiteront une queftion de Médecine, laquelle fera fuivie d'un difcours, où l'on fournira des vues ou des obfervations utiles fur quel-que maladie ; ils finiront par un court remerc-îment des bienfaits de Sa Majefté envers la Nation, fur-tout pour avoir fondé un établif-fement fi favorable au falut de tous.

En plaçant les difciples fous les yeux de leurs Maîtres, qui veilleront fur leur conduite, nous avons voulu pourvoir au maintien des bonnes mœurs ; mais nous croyons qu'il faut tout à la fois laiffer à des jeunes gens déjà formés une honnête liberté & qui éloigne toute idée de pédanterie ; que fi cependant ils commettoient des fautes graves, & si après plusieurs exhortations, ils menoient une vie scandaleuse, il convient de réprimer ces excès par une punition exemplaire : ils seroient renvoyés de l'Institut, sans espoir d'y rentrer jamais. On y éteindra ainsi la contagion des vices grossiers, & l'on y verra régner la vertu, laquelle doit être d'autant plus épurée que l'esprit est plus éclairé.

Ne convient-il pas d'accorder certains honneurs & priviléges à ceux qui ont reçu leurs degrés, acquis par sept années d'épreuves à l'Institut? D'abord, on peut à âge égal leur donner la préférence sur d'autres dans la distribution des emplois & des graces. On peut demander spécialement qu'ils puissent exercer librement la Médecine dans toutes les provinces sur la simple exhibition de leurs lettres de Docteurs reçus à l'Institut; que même dans les villes où il se trouve un Collége ou l'une des quatre Facultés, seules autorisées, ils soient admis aussi-tôt, sans frais & sans examen, parce qu'ils ne peuvent souffrir d'épreuves plus féveres que celles qu'ils ont précédemment subies. On a bien sujet de demander aussi des encouragemens pour ceux qui exercent cette profession en France ; ils méritent, sans contredit, d'être mis au niveau des Mé-

decins dans le reste de l'Europe. Nous venons
d'en rendre les études plus longues pour tout
le royaume, & les réceptions plus difficiles.
Quant à l'exercice de l'Art, nous n'en pouvons ôter les épines, les dégoûts, une foule
de désagrémens, même d'injustices; l'on n'en
peut supprimer non plus le sacrifice du repos,
des amusemens, de la santé, & quelquefois
de la vie. Pour cette espece de sacerdoce,
il y a à peine quelques fondations en France;
& l'on diroit que tout y concourt à engager
les bons esprits à embrasser tout autre état,
quoique celui-ci soit démontré nécessaire &
utile, & qu'après la bienfaisante Agriculture &
le grand Art de conduire les hommes dans l'ordre moral & civil, il semble mériter le premier
rang. Aussi l'antiquité nous montre des Héros
& des Rois qui, pour augmenter leurs bienfaits
envers le genre humain, ont non seulement
exercé la Médecine, mais ont fait leurs efforts
pour la perfectionner.

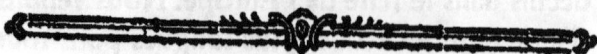

CHAPITRE IV.

*Extension de l'Institut royal de Médecine,
pour favoriser les progrès de cette Science
dans le royaume, & pour faire l'Histoire
Naturelle de la France.*

Les études de Médecine étant ainsi amélio-
rées, & l'Art de guérir régénéré, nous déli-
rons qu'un si grand avantage ne soit point
resserré dans la Capitale, mais qu'il se répande
dans tout l'intérieur du Royaume. Nous allons
nous occuper des moyens les plus convenables
pour que des membres choisis concourent, par
un travail commun, à l'avancement de l'Art &
de toutes les connoissances qui y sont relatives.
Afin de remplir ces vûes importantes, nous
devons d'abord déterminer jusqu'à quel point
l'Institut peut s'étendre dans toute la France.
Il est composé, comme on voit, 1°. de tous
les Professeurs en premier & en second; 2°. de
tous ceux qui y auront reçu leurs degrés.

Nous croyons devoir ajouter à ce nombre
tous les Docteurs-Régens de la Faculté de
Médecine en l'Université de Paris. L'on a vu

ci-deſſus l'excellente conſtitution de ce corps.
On ne trouva rien à y réformer en 1452, au
temps du Cardinal d'Eſtouteville. Dans la réforme de l'Univerſité, en 1533, il n'eſt fait
aucune mention de la Faculté de Médecine.
On ne trouva rien à y changer non plus
en 1598, lors du rétabliſſement des études,
après la ceſſation des guerres civiles. L'Edit
de 1707 fait l'éloge de cette Compagnie,
loin d'y trouver à redire : c'eſt qu'en ces temps,
ainſi qu'au nôtre, on ne pouvoit être admis
au baccalauréat qu'après quatre années d'études ; & que même le degré de Docteur, en
quelque autre Faculté que ce ſoit, ne tenoit
lieu, dans celle-ci, que de ces quatre années.
Le Cours de la licence, que l'on peut ſuivre
dès-lors, depuis le commencement juſqu'à la
fin, la Régence compriſe, emporte deux ans
& huit à neuf mois. Voilà donc près de ſept
ans employés à divers exercices ; ce qui differe peu de ce que nous venons d'exiger dans
la réception à l'Inſtitut. Les examens, qui ſont
au nombre de cinq, & qui durent chacun
de quatre à ſept jours, montrent aſſez à
tous ceux qui connoiſſent le régime de cette
célebre & antique Faculté, qu'une pareille
diſcipline a dû mériter l'approbation de tous
les Cenſeurs ou Réformateurs. La ſeule choſe

qu'on ait lieu d'y regretter, est que les droits
de réception sont asez chers, & souvent au
dessus de l'état de fortune où se trouvent
nombre de Sujets. C'est sans doute un inconvénient. Mais il faut dire que ces droits ne
sont rien moins que dictés par l'avidité du
gain. Cette Faculté n'étant point dotée, &
n'ayant d'autre revenu fixe, que les gages médiocres de quelques Professeurs, elle est obligée
de prendre sur les réceptions les sommes nécessaires pour fournir des honoraires aux autres
Professeurs que son zele lui a fait créer; pour
l'entretien de ses Écoles; pour sa Bibliotheque; pour les dépenses des différens Cours
qu'elle donne au Public à ses frais & par ses
Membres; pour des pensions aux veuves qui
y ont recours, &c. Malgré cette pauvreté, elle
n'a cessé de se montrer très-généreuse, 1°. en se
relâchant de ses droits sur les différens degrés
qu'elle confere en faveur de ceux qui se présentent avec une fortune trop médiocre pour
pouvoir y satisfaire; 2°. en refusant d'admettre
au baccalauréat, des Docteurs précédemment
reçus dans les Facultés les plus distinguées de la
France, quand ils se sont montrés trop foibles
dans les examens. Si on se donne enfin la peine
de parcourir les Statuts qui gouvernent cette
Compagnie, il sera facile de se convaincre

qu'en tout temps elle a été animée de l'esprit
public, & que les principes de défintéresse-
ment déterminent la conduite particuliere de
presque tous les Membres.

Deux choses néanmoins sembleroient manquer dans les Statuts de la Faculté de Paris,
& que nous venons de demander dans l'Institut; la première est la publicité des examens.
Mais, outre qu'on ne l'a pas exigée jusqu'à
présent dans les autres Compagnies qui com-
posent les Universités, il se trouve un usage
qui supplée au défaut de cette publicité dans
la Faculté de Médecine de Paris. On sait
qu'aux Theses, appelées *quod libetaires*, chacun des Docteurs disputans propose à la fin
de l'acte, une question que chacun des Bacheliers doit résoudre en latin, publiquement
& à l'instant. N'est-ce pas là donc une sorte
d'examen public ? Examen pourtant qui, selon
le nombre de ceux qui suivent la licence, se
répete jusqu'à quarante & cinquante fois dans
l'espace des deux années qu'elle dure. Un second article concerne l'étude de la Médecine
pratique, telle que nous l'avons demandée
dans l'Institut. Nous avouons que la Faculté
de Paris n'a jamais joui d'un hôpital destiné
à une instruction si importante : c'est ce que

l'on ne peut attendre que de l'Administration seule. Au défaut d'un établissement que cette Compagnie ne pouvoit se procurer, elle a opposé des Statuts qui le remplacent autant qu'il est possible. 1°. Elle impose à ses Bacheliers l'obligation de se trouver tous les Samedis à la visite des malades qui viennent réclamer à la Faculté des consultations gratuites : non seulement ils écrivent les conseils & les ordonnances prescrites par six Docteurs présens ; mais il est fréquent, qu'invités par l'un d'eux ou excités par leur propre zele, ils suivent ces pauvres malades dans leurs maisons, les assistent, & rendent compte de leur état aux Docteurs qui, à tour de rôle, viennent faire la visite des pauvres qui se transportent pour cela à la Faculté. Voilà pour ce qui regarde le Cours de la licence; mais, 2°. par un autre Statut, les jeunes Docteurs doivent accompagner pendant deux ans, l'un des Anciens attaché à l'Hôtel-Dieu, sous la peine d'être privés des émolumens de l'Ecole; on en excepte seulement les Médecins nouvellement reçus à la Faculté, mais qui auroient exercé la Médecine dans une ville considérable, avec applaudissement & pendant l'espace de dix années.

La Faculté assemblée peut mettre en délibé-

ration s'il convient, non de changer, mais
d'étendre un peu plus fes ufages relativement
à la publicité des examens, & à la pratique
de la Médecine, dans le temps de la licence
& après, fous les yeux d'un de fes Docteurs
déjà exercé. Mais, par ces juftes confidérations, tout le monde eft en état de juger que
la Faculté eft faite pour avoir la liaifon la plus
intime avec l'Inftitut, en former une partie
effentielle, pour l'aider dans fes travaux, dans
les examens, dans la préfidence aux actes, &c.
On peut, fi l'on veut, former une premiere
claffe des Membres de l'Inftitut, laquelle fera
remplie des Profeffeurs, des Docteurs qui y feront reçus, & de tous les Docteurs-Régens
actuellement compofant la Faculté de Paris.
Mais celle-ci continuera feule d'affifter au Tribunal de l'Univerfité de Paris, aux réceptions
des Chirurgiens, aux vifites des Pharmaciens, &c. dans la Capitale, conformément
aux Edits, Ordonnances & Arrêts du Parlement, donnés depuis long-temps fur ces
objets.

Nous croyons auffi devoir admettre dans
l'Inftitut, les Profeffeurs des quatre Facultés
provinciales confervées, felon ce plan ; dès
qu'ils auront enfeigné pendant quatre ans, &
les Profeffeurs des Facultés fupprimées, s'ils

ont six ans d'enseignement public. On en peut
faire une seconde classe de Membres de l'Inf-
situt, comme lui étant moins essentielle que
la précédente. On peut aussi admettre dans ces
classes des Honoraires, quoique ce soient des
personnes étrangeres à l'Art; il suffira que par
leurs lumieres & leur savoir, elles puissent
servir à l'avancement général de la Médecine.

Il est extrêmement à désirer que, dans chaque Province, ou Généralité du Royaume,
il y ait un Médecin instruit & chargé de tout
ce qui peut l'intéresser relativement à la santé
publique. Les pays étrangers, bien moins riches que la France, nous donnent l'exemple
d'une semblable institution. Aux observations
physiques & météorologiques, il joindra celles
de Médecine; il comparera l'état de l'air, des
lieux, la nature des eaux & des alimens, avec
les maladies les plus communes & locales de
cette province; il en développera la naif-
sance, les progrès, l'issue & leurs rapports avec
l'état physique de la contrée. Il exposera de
même l'origine, le caractere des maladies épidémiques; il en recherchera les causes prochaines, plus ou moins sensibles, sans oublier
celles des bestiaux : il donnera les notices les
plus exactes des naissances & des morts. Il
s'occupera aussi de l'Histoire Naturelle, spécialement

cialement des eaux minérales de fa contrée;
& pour ces diverfes fonctions, il touchera les
appointemens de deux mille livres. Il convient qu'il ait fon domicile, ou dans la capitale, ou dans une ville confidérable, & au
centre de la Province, autant qu'il eft poffible. On peut lui donner le nom de Médecin
Phyficien ou *Principal* de tel département ou
Gouvernement. Il aura fous lui cinq Subftituts, & à des diftances proportionnées, lefquels correfpondront avec lui, l'aideront de
leurs recherches particulieres, faites en leurs
différens Diftricts, & principalement dirigées
vers les objets qui peuvent fervir à la Médecine. On leur affignera fix cents livres de gages.
On avouera que ces dépenfes font bien min-
ces, en comparaifon de ce que le refte de
l'Europe nous montre en ce genre d'établiffemens. L'Efpagne & le Portugal en offrent
en bien plus grand nombre, & de mieux fala-
riés. Chaque village (à la vérité, ils ont généralement une plus grande population que ceux
de France) a fon Médecin comme il a fon
Curé, & avec un revenu à peu près égal. Si
l'on demande comment les peuples peuvent
fuffire à l'entretien de l'Eccléfiaftique qui a
foin des ames, & du Médecin qui tend à conferver les corps, nous répondons que les Commu-

I

nautés ont des biens propres dont elles usent pour leur utilité, sans que le Gouvernement ait besoin d'y intervenir; qu'elles ne s'appauvrissent point, parce que la dépense se fait sur les lieux mêmes; qu'après tout elles en recueillent les fruits.

J'ai souvent réfléchi sur le contraste frappant que nous donnent, d'une part, des villes & des Nations moins riches, lesquelles ont multiplié les établissemens pour l'humanité souffrante; & d'un autre côté, ce Royaume de France si puissant, qui les a trop négligés; & je n'ai pu m'en rendre raison que par le moindre besoin qu'il en a. C'est une observation ancienne, que les Gaules sont généralement très-fécondes & très-saines; que de plus elles ne sont point sujettes aux tremblemens de terre qui dévastent souvent d'immenses pays. C'est par ces causes réunies à la bravoure naturelle de ses habitans, qu'on a vu de tout temps ces belles contrées fournir, sans s'épuiser, des essaims de Guerriers (1). Le Gouvernement a donc pu se reposer davantage sur la Nature qui maintient la population, & recourir moins à l'Art de conserver les hommes, parce que, par une longue expé-

_____

(1) Nullum bellum sine milite Gallo.

rience, il s'est trouvé que notre espece n'y manquoit pas. Malgré cette heureuse dispo-sition de la France en général, on conçoit que notre incurie laisse lieu souvent à de cruels repentirs. On sait que des bourgs con-sidérables, à peu de lieues de Paris, & pres-que sous les yeux de tant de gens habiles, ont été ravagés par de mortelles épidémies, & n'ont reçu aucuns conseils. Dans un voyage fait pour aller visiter un malade constitué en dignité, je rencontrai, sur la route, un village composé d'environ cent feux; il ve-noit de perdre quatre-vingts chefs de famille, moissonnés au commencement de l'automne en moins d'un mois. Quelle ne fut pas ma douleur en considérant que ce village, situé à quatorze lieues de Paris, à côté d'un riche Prieuré(dont le Titulaire jouissoit d'ailleurs d'un bénéfice de plus de trois cents mille francs de revenu) ; que ce village, dis-je, étoit à un quart de lieue d'une grosse Abbaye, à un demi-quart de lieue d'une petite ville, & qu'ainsi environ-nés, ces malheureux colons ne reçurent aucune espece de secours? Il n'est point permis pourtant de laisser ignorer les bontés de nos Rois, qui envoient aux nécessiteux des provinces des ra-fraîchissemens & des remedes. Mais qui fera des unes & des autres une juste distribution ? Il y a presque autant de sagesse à employer dans les maladies la nourriture que les médicamens.

Je n'ose demander un stipendié en chaque District qui auroit un arrondissement de quelques lieues, environ six à sept paroisses de campagne, dont un Médecin auroit soin; en donnant à chacun 4 à 500 liv. la dépense seroit, pour à peu près 30,000 Paroisses, d'environ deux millions cinq cent mille livres, non compris celle des villes. Cependant j'entends les gens riches se plaindre souvent de la nécessité où ils se trouvent d'attendre pendant plusieurs jours la visite d'un Médecin, parce qu'ils n'en ont pas à la distance de trois à quatre lieues. Il me semble qu'on pourvoiroit à ce besoin, & souvent sans charger le trésor public; 1°. en obligeant les riches Abbayes à s'attacher un Médecin & un Chirurgien, lesquels, après avoir rempli leurs devoirs dans la maison, se répandroient de là dans les campagnes voisines; 2°. en invitant les possesseurs de grandes terres éloignées des villes, à stipendier aussi des gens de l'Art, pour conserver leurs vassaux. Divers arrangemens faits par les personnes simplement aisées, contribueroient de même à attacher à un chef-lieu un assez grand nombre de gens instruits; & les pauvres habitans ne seroient plus dénués des secours de l'Art. Il

n'eſt pas difficile non plus d'avoir, par de pa‑
reils moyens, des Sages-femmes en chaque gros
village, leſquelles aideroient auſſi les femmes
des petits villages ou hameaux voiſins. On
ſait avec combien peu de dépenſe on peut
fixer ces talens utiles dans les campagnes.

Mais ce que j'oſe demander au Gouverne‑
ment, c'eſt que l'inſtruction ſe répande au
loin & par-tout. D'abord l'inſtruction eſt très‑
favorable pour ceux qui en éprouvent directe‑
ment les effets. Mais, ainſi qu'un aſtre bienfai‑
ſant dont les rayons s'élancent de toutes parts,
l'inſtruction diſſipe les ténebres, échauffe &
éclaire tous les eſprits. C'eſt une obſervation
aiſée à faire en tous lieux, que l'ignorance,
les préjugés, & les erreurs populaires, ap‑
portent le plus d'obſtacles à la félicité com‑
mune. Vous voyez que les villageois ſont
conduits plus difficilement dans les objets qui
regardent la ſanté; il en eſt de même pour tout
autre point de diſcipline; au contraire, le peuple
des villes (à moins qu'il ne ſoit agité de quel‑
que paſſion violente) ſaiſit mieux la vérité &
s'y ſoumet plus aiſément. Ces réflexions nous
engagent à demander qu'il y ait en chaque
province une Académie deſtinée aux progrès
de la Médecine & à l'accroiſſement de l'Hiſ‑
toire naturelle. Dans les lieux où il ſe trouve

I iij

déjà des Sociétés littéraires, elles s'uniroient par des Statuts communs : toutes les Sciences sont sœurs. Nous désirons seulement qu'à leur dé- nomination reçue, on ajoute celle de Mé- decine. On tourneroit ainsi les esprits vers des objets d'une grande utilité, & sans dédaigner les agrémens de la Littérature. Les nouvelles Académies auroient pour objet la description particuliere des lieux, de l'état de l'air & des alimens, le tempérament & les habitudes générales du peuple, la notice des végétaux, des animaux & des minéraux qui sont propres à la province. Les Médecins répandus dans ces divers cantons, après avoir donné des Mé- moires sur ces matieres, seroient reçus Mem- bres non-résidens, ou au moins Correspondans de l'Académie de leurs provinces respectives.

On conçoit que par cette réunion d'Ob- servateurs placés en différens lieux, dans la cir- conférence de la ville principale, qu'on peut considérer comme un centre, la Médecine & toutes les connoissances naturelles feront des progrès très-rapides. Les Médecins forment un corps naturellement destiné à augmenter la science la plus prochainement utile à l'hom- me; il ne s'agit que d'en tirer plus d'avantages qu'on n'a fait jusqu'à présent. Nous tâchons de les y engager par l'honneur & par la pers-

pective du petit nombre de places données
à ceux qui se feront rendus plus recommandables par leurs études & leurs talens. Le
Médecin principal, autrement Physicien de
la province (ainsi qu'on voudra l'appeler),
fera particuliérement chargé de dresser un Cabinet d'Histoire naturelle, placé en un lieu
commode des Hôtels de ville, ou de l'Académie provinciale. Autant qu'il sera possible,
il envoiera les morceaux doubles de ce qu'il
y aura de plus curieux au Cabinet du Jardin
du Roi à Paris, pour y être déposé. Ainsi
chaque province aura sous ses yeux ses productions propres, les richesses qu'elle a reçues
de la Nature; tandis que le Cabinet de Paris
rassemble celles de la France & insensiblement
les productions de tout notre globe.

Les observations & mémoires des Académies provinciales, composés par leurs Membres & leurs Correspondans, feront lus attentivement dans les assemblées, resserrés, autant qu'il se peut, imprimés & envoyés à
l'Institut de Médecine à Paris; centre commun, d'où, par une espece de circulation,
les idées & les connoissances s'étendront sur
la Nation & sur tout le genre humain. On
accordera à chacune des Académies provinciales, qui joindront à leurs travaux ceux qui

concernent la Médecine & l'Histoire naturelle, les sommes nécessaires pour leur entretien & pour la distribution d'un certain nombre de jetons d'argent. Elles tiendront tous les ans une assemblée publique : elles y rendront compte de leurs occupations & de ce qu'elles auront trouvé de plus neuf & de plus intéressant relativement à la Médecine & à l'Histoire naturelle qu'elles ne doivent jamais perdre de vue. Elles auront sur-tout une correspondance particuliere avec l'Institut de Paris, pour les sujets de recherches à faire en grand, & où l'on veut avoir des résultats généraux, tels que ceux qui regardent les maladies nouvelles ou extraordinaires, celles qui sont endémiques, ou qui sont propres aux âges, aux métiers, aux diverses professions de la vie, sur les vertus de quelques plantes indigenes, &c.

L'on peut aussi espérer de grands secours des Colléges de Médecine; il en existe déjà en plusieurs villes. Il sera bien d'en établir dans tous les lieux où il pourra se trouver huit à dix Médecins qui conféreront entre eux, sur les maladies régnantes, & sur tout ce qui peut contribuer au progrès de l'Art & au bien du peuple François. Le Doyen sera censé Membre de l'Institut. Ainsi Rome augmentoit sa force en accordant le droit de bourgeoisie aux habitans des provinces même éloignées. Nous lierons donc ces Colléges, ainſi que les Académies, à notre ſyſtême général de Médecine, & nous en ferons un tout.

Nous regardons comme une ſuite néceſſaire de ce grand plan, que la France poſſede un Corps de Pharmacopée qui ſoit commun à tout le Royaume. La Faculté de Paris ſera ſpécialement chargée de cet ouvrage, auquel les quatre autres Facultés de Médecine, les Académies provinciales, & les Colléges de Médecine contribueront. Ils ſeront invités à concourir à ſa perfection par toutes les remarques qu'ils voudront bien y faire. On cherchera à y rendre la compoſition des remedes auſſi ſimple & auſſi exacte qu'il ſe peut. Les avantages d'une ſemblable Pharmacopée ſont ſenſibles. 1°. Dans les petites villes ou bourgs, les Pharmaciens ſeront plus inſtruits; ils auront fait leurs chef-d'œuvres, & auront été interrogés d'après ce Livre; ils ſeront ainſi plus en état de ſervir le Public. 2°. L'exercice de la Médecine devient plus aiſé & plus ſûr quand on n'a qu'à demander, & non à décrire une préparation quelconque. 3°. Les perſonnes qui voyagent & qui ont beſoin de ſe ſervir de telle formule de médicament décrit dans le *Codex*, feront affurées de la trouver femblable dans toutes les villes du Royaume. 4°. Les Médecins de province & ceux de la capitale ayant de fréquentes communications entre eux, foit pour des confultations de malades, foit pour leurs propres Ecrits, il leur fera plus facile de s'entendre, & leurs obfervations feront plus exactes quand on fera parvenu à rendre abfolument femblables les formules & les préparations des médicamens les plus ufités. Ajoutons que les effets des mêmes remedes en feront mieux déterminés par l'obfervation. Il eft trop connu qu'au contraire les remèdes officinaux varient fouvent, quant à leur préparation & compofition, non feulement dans les différentes provinces, mais en chaque ville, & quelquefois même en chaque boutique.

Eft-ce trop fe flatter que d'attendre de ce fyftème général de Médecine en France l'exécution d'un projet que j'ai fouvent défiré pour le bien des Sciences & pour celui de la Médecine en particulier? Il faut favorifer les progrès de toutes les connoiffances humaines : mais d'abord empêchons qu'elles ne fe perdent. Je laiffe aux Savans & aux Artiftes à difcuter ce qu'il convient de faire, pour que les parties qu'ils profeffent ne fe détériorent ou même ne fe

perdent infenfiblement (1); ce qui eft déjà
arrivé. Je ne parlerai que de mon objet. Pour
conferver la Médecine dans l'état où elle eft
actuellement, il faudroit raffembler en un corps
d'ouvrage l'hiftoire de cet Art, fes progrès,
les caufes qui ont contribué à les augmenter,
à les ralentir, l'état de perfection où il eft
parvenu de nos jours, ce qui lui manque,
ce qu'on peut y ajouter. Les limites actuelles
étant connues, il feroit aifé de conferver &
d'améliorer nos poffeffions déjà acquifes. Ce
Livre contiendroit donc les faits anciens &
modernes, toutes les vérités conftatées; rien
d'utile n'y feroit négligé; on y raffembleroit
tout ce qui a jamais été dit & écrit de plus
exact, de plus excellent fur toutes les parties
qui concernent l'Art de guérir. Un pareil ouvrage ne peut être fait que par une Compagnie
très-favante, aidée & foutenue par un nombre
fuffifant de collaborateurs. On peut en charger
notre Inftitut & la Faculté de Paris. Ces deux
corps feront fecondés par un millier d'obfervateurs éclairés, répandus dans toute la France, qui éclairciront les doutes, & jetteront

-----

(1) Ce projet, quant aux Arts &. Métiers, a été heureufement mis à exécution par l'Académie Royale des Sciences de Paris. *Note de l'Editeur.*

fur la pratique médecinale , la clarté & la
certitude qu'on défire. On pourra donner tous
les vingt à trente ans une nouvelle édition,
ou de tout l'ouvrage , ou de quelques-unes
de fes feétions. La derniere contiendra des
vues & des réflexions fur l'étude des climats,
où l'on appréciera l'utilité des méthodes curatives en différens pays policés , & des ufages
employés par les peuples barbares. Outre que
ces confidérations donnent de l'étendue à
l'efprit , ces pratiques particulieres peuvent
nous fervir en certains cas ; la Nature produifant quelquefois des phénomenes femblables,
en fanté & en maladies, en des latitudes fort
éloignées. Il en réfulte que ce qui eft extraordinaire en tel pays, eft un effet fort commun
en tel autre ; & que ce qui réuffit en celui-ci,
peut être tenté fort heureufement dans un
autre.

. Peut-être avec une trentaine de volumes
in-4°. les Médecins parviendront ainfi à fe
procurer la connoiffance parfaite de toute la
doétrine falutaire ; ils n'auroient plus qu'à y
joindre le peu de Livres originaux qui exiftent.
Ce n'eft pas pourtant que nous prétendions
fixer à ce petit nombre de volumes la bibliotheque d'un Médecin, pour ce qui regarde
fa profeffion ; mais nous leur épargnons le

temps de lectures immenses, dépense de temps
plus précieuse que celle de l'argent. Déjà,
au commencement de ce siecle, Boërrhave
se plaignoit d'une foule d'Ecrits, qui, disoit-il,
écrasoient la Médecine bien plus qu'ils ne l'ai-
doient. Cette manie d'écrire n'a fait que s'accroître; & dans cette multitude d'ouvrages,
qui souvent ne sont que des copies ou des
compilations, on perd de vue la connoissance
de ceux qui sont plus précieux. La vie des
hommes est trop courte pour que le Médecin
le plus attaché à ses devoirs, puisse aller chercher dans un tas de Livres, souvent volumi-
neux, quelques faits ou quelques vérités utiles.
Les rassembler tous, & dans le moins de
volumes possibles, voilà sans contredit le
moyen sûr de rendre les Médecins très-hà-
biles de bonne heure, en les débarrassant de
ce fatras, dont le moindre inconvénient est
d'être fastidieux. Il leur restera donc plus de
temps à visiter assidument leurs malades.

Dans les encouragemens que nous propo-
sons pour le progrès de l'Art de guérir, nous
nous sommes abstenus de demander la fondation de plusieurs prix, à l'imitation de la
plupart des Académies. Il faut reconnoître
qu'ils ont été l'occasion de quelques bons
Ecrits. On ne peut donc qu'exalter ces dons
procurés par des amateurs de la Science, &,

s'il s'agit de Médecine, par les vrais amis de l'humanité. Si pourtant nous ne nous servons pas de cette ressource dans notre syftême, ce n'est pas précifément par la crainte de multiplier les Livres ou de les groffir. Mais en cherchant à nous rendre utiles à la France & au Monde entier, nous défirons d'éviter toutes dépenfes qui ne font pas abfolument néceffaires ; &, quoique nous foyons intimement perfuadés, que la Médecine bien faite procure les plus grands avantages aux particuliers & à l'Etat, cependant les meilleures chofes doivent avoir leurs bornes. Le foin des malades, dans une bonne Adminiftration, ne doit rien prendre fur ceux qui font en parfaite fanté. Il faut veiller également fur toutes les branches qui contribuent au bonheur public. On n'en peut gratifier aucune à l'excès fans nuire à quelque autre. C'eft ainfi que le fuperflu nous fait fouvent manquer du néceffaire. Il n'eft que trop fréquent qu'une partie veut fe prendre pour le tout, ne penfe qu'à elle, & rompt ainfi l'harmonie qui doit régner dans la diftribution des deniers publics. On voit même dans cette efpece de délire, dont les ames généreufes peuvent être travaillées, des citoyens s'égarer, non pour leur intérêt propre, dont ils font dégagés ; mais pour un bien idéal, auquel ils voudroient toutfa crifier. Exempt de pareils préjugés & pénétré néanmoins du défir le plus ardent de fervir la Patrie & les hommes, je cherche des bafes folides fur lefquelles s'élevent les établiffemens les plus utiles pour le maintien de la confervation de nos concitoyens, pour la population qui en eft la fuite, & enfin pour le progrès de toutes les connoiffances relatives à ces grands objets.

Si l'on fe donne la peine de comparer ces plans avec ceux qu'on a propofés pour l'avancement de l'Art de guérir, on pourra s'affurer qu'aucun d'eux n'y a fait entrer ni l'enfeignement, par lequel il falloit pourtant commencer, ni la correction des abus dans les réceptions; mais que les vues qui ont dirigé les Auteurs, n'étoient point celles de l'intérêt général de la Société, & du progrès de l'Art. Renaudot, quoiqu'avec des talens, paroît n'avoir eu dans l'établiffement de la Chambre Royale de Médecine, pour principal deffein, que de peupler Paris de Praticiens peu connus, pour le moins mal examinés, livrés à l'intrigue, & d'ériger autel contre autel. L'autorité Royale, par des Edits enregiftrés au Parlement, les Arrêts multipliés de la même Cour, réprimerent les défordres qu'on en voyoit naître, & fupprimerent cette Compagnie;

d'ailleurs elle étoit devenue une source éternelle de disputes & de querelles dans l'exercice de la Médecine. M. Chirac, Docteur de la Faculté de Montpellier, & devenu premier Médecin du Roi, avoit imaginé une Académie composée de vingt-quatre Médecins des plus employés de Paris, laquelle eût entretenu correspondance avec les Médecins de tous les hôpitaux du Royaume. On voit par ce projet, qui n'a point été exécuté (1), qu'on n'avoit point remonté au défaut des études, source d'un très-grand mal ; qu'on avoit borné à un trop petit nombre les hommes qui devoient travailler à perfectionner la pratique de la Médecine ; que la théorie y étoit laissée en oubli, & que ces vûes n'étoient nullement proportionnées à la grandeur de la Science & à l'étendue du Royaume (2).

-----

(1) Voyez l'Histoire de l'Académie Royale des Sciences, pour l'année 1732, p. 127.

(2) L'Ouvrage qu'on publie ayant été composé bien long-temps auparavant l'établissement de la Société Royale de Médecine, en 1776, on ne doit pas être surpris qu'on n'y en ait fait aucune mention. On s'abstient de comparer ici les plans de notre Auteur avec ceux de la Société, qui ne s'est point occupée des parties de l'enseignement, &c. Nous laissons à de plus habiles le soin du parallele, & de présenter leurs réflexions à la Nation assemblée sous les yeux de son Roi. *Note de l'Editeur.*

CHAPITRE

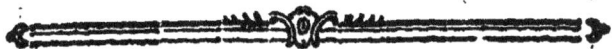

CHAPITRE V.

De l'organifation des différens corps de Mé-
decins , pour les faire concourir au bien
général , & de l'ordre à établir à ce fujet
dans toute la France.

Nous avons commencé, dans ces plans,
par remettre en vigueur la difcipline néceffaire dans les Facultés de Médecine : nous
avons pourvu enfuite à d'excellentes études qui
rendront l'exercice de l'Art plus fûr & de plus
en plus utile à la Nation. Nombre d'hommes
choifis font deftinés à la partie importante de
l'enfeignement : ils font aidés dans leurs travaux pour perfectionner cette Science par les
meilleurs Médecins du Royaume. Nous défirons réun. les hommes précieux qui y con-
facrent leur vie par l'émulation & par la concorde qu'on ne peut mieux fonder que fur
la raifon & la juftice. Nous devons nous ré-
fumer par l'expofition générale de ce que
nous avons propofé. Afin de nous rendre plus
clairs & plus courts, nous prions qu'on nous
permette d'employer la forme ufitée dans les

Réglemens. Mais nous n'entendons pas ici, non plus que ci-deſſus, nous donner par-là aucune autorité. Nous ne conſidérons ces projets de Réglemens que comme des vœux formés par d'excellens citoyens ſuffiſamment éclairés, & qui ont long-temps réfléchi ſur les beſoins réciproques de la Médecine & des peuples, ſpécialement de la France. Nous négligerons quelques détails qu'un lecteur intelligent peut aiſément ſuppléer.

Article I.

Toutes les Facultés de Province étant déſormais réduites à quatre, elles ſe conformeront aux Réglemens qui les concernent & qui viennent d'être expoſés (1).

I I.

Il ſera établi à Paris une Ecole, ſous le nom d'Inſtitut Royal de Médecine, où cette Science ſera enſeignée ſur le plus vaſte plan; ainſi qu'un hôpital deſtiné à montrer la pratique de l'Art. Cet établiſſement ſera compoſé de vingt-deux Profeſſeurs, premiers & ſeconds, autrement Subſtituts; d'un Secrétaire qui aura en même temps la garde de ſes livres & de

---

(1) Pag. 32 & ſuiv.

fes manufcrits, dont il fera dreffé un inven-
taire; d'un Chapelain lettré & inftruit des
chofes de la Religion. Ce corps fera chargé
d'entretenir correfpondance avec les Médecins les plus célebres, tant regnicoles qu'é-
trangers.

I I I.

Il y aura un commerce intime entre la Faculté de Médecine de Paris & l'Inftitut; de
façon cependant que celle-là refte fpécialement attachée à l'Univerfité, qu'elle affifte aux
actes & réceptions des Chirurgiens & des Pharmaciens, & faffe les vifites des Pharmacies auffi
fouvent qu'elle le jugera à propos. La compofition des livres élémentaires ou claffiques, fur lefquels les Médecins feront interrogés aux examens, étant réfervée principalement à l'Inftitut, celle d'une Pharmacopée,
commune à tout le Royaume, le fera à la
Faculté de Médecine. On ne s'y fervira que
de poids & de mefures exactement déterminés, & qui, à cet égard du moins, auront
lieu dans tout le Royaume.

V.

Afin de mettre la plus grande publicité aux
examens des récipiendaires à l'Inftitut, la

Faculté fera invitée par des bulletins imprimés
à députer six de ses Docteurs-Régens pour y
affister & interroger. Mais les Professeurs de
l'Institut, & les Régens de la Faculté, ne
recevront pour leurs honoraires que des jetons
d'argent. Et pour ménager à l'Institut tout
le temps néceffaire à l'important objet de l'enfeignement, il invitera de même la Faculté
à fournir des Préfidens aux actes qui s'y feront,
avec la même reftriction pour les droits de
préfence. Pourront auffi tous les Docteurs-Régens de la Faculté, affifter à toutes les affemblées publiques de l'Inftitut, auxquelles ils
auront une place particuliere & diftinguée.

V.

Ceux qui auront reçu le grade de Licencié à l'Inftitut, pourront auffi y recevoir celui de Docteur, fans garder d'interftice. Ils
feront par-là déclarés habiles à exercer la
Médecine dans tout le Royaume, excepté dans
la capitale, à moins qu'ils n'y ayent été
agrégés de la maniere fuivante.

V I.

Pour cela, avant d'être promus à la Licence, ils déclareront que leur deffein eft de
pratiquer à Paris. En ce cas, ils recevront

la Licence avec les Bacheliers émérites de la
Faculté, ainſi que le Doctorat & la Régence;
le tout, ſelon les uſages reçus par cette Compagnie. Dans la diſtribution des licux de Licence, autrement de l'ordre, ſuivant lequel,
à raiſon des degrés de capacité & de mérite
perſonnel, ils doivent être promus au Doctorat, ils auront, après les fils de Maître, le
premier lieu conjointement avec celui qui
ſera nommé par la Faculté, & ils le partageront au ſort.

V I I.

Nul ne pourra exercer la Médecine dans
Paris que les Licénciés ou Docteurs de la
Faculté, que les Profeſſeurs actuels ou Honoraires de l'Inſtitut, & les Médecins attachés à la Famille Royale, dont les noms ſeront inſcrits à la ſuite du tableau des Médecins reçus à la Faculté de Paris, & à l'Inſtitut Royal de Médecine.

V I I I.

Pourra néanmoins ladite Faculté recevoir
& donner le droit d'exercer la Médecine à
Paris, aux Médecins reçus dans l'une des
quatre Facultés de province, moyennant un

examen & un acte public ; quand ils auront
dix ans de pratique dans une ville confidérable
& qu'ils feront munis de certificats fuffifans
de probité & d'affiduité dans l'exercice de
eur profeffion.

I X.

Sa Majefté fera fuppliée d'ordonner qu'il ne
foit déformais accordé aucun titre de fes
premiers Médecins, ou Médecins ordinaires,
ainfi que de ceux des Reines, des Princes &
Princeffes de fon augufte Maifon, qu'à ceux
qui feront membres de l'Inftitut, ou Docteurs-Régens de la Faculté de Paris, ou permis par elle, aux Profeffeurs actuels des
quatre Facultés de province, aux Profeffeurs anciens des Facultés fupprimées ; enfin qu'à ceux qui juftifieront, qu'après leur
degré de Docteur légitimement acquis, ils
ont exercé la Médecine en quelque ville avec
applaudiffement pendant quatre années. Veut
Sa Majefté qu'il foit établi, à cet effet, une
commiffion compofée de fon premier Médecin, & de l'un de fes Médecins ordinaires,
de deux de l'Inftitut, & de pareil nombre de
la Faculté de Paris, fans l'avis de laquelle
aucuns Médecins ne pourront être mis fur
le tableau.

X.

La Faculté de Paris n'ayant pas été convenablement dotée jufqu'à préfent, & n'ayant pu fournir à fes dépenfes indifpenfables qu'à la faveur des droits de réception, elle continuera à les percevoir jufqu'à ce qu'elle foit fuffifamment fondée. Mais dès qu'il aura plu à S. M. de la faire participer aux graces & à la protection qu'elle accorde à tous les états diftingués par d'importans fervices, les droits de réception y feront réduits autant qu'il fera poffible.

X I.

Ces droits étant diminués alors, & dès ce moment, ceux des réceptions faites à l'Inftitut, feront verfés dans une caiffe particuliere pour les deux Compagnies. On en tirera les fommes néceffaires deftinées en grande partie aux établiffemens pour le progrès de la Médecine ; le refte fervira aux fecours, tant des Médecins infirmes que de leurs veuves & leurs enfans, qui fe trouveront dans la néceffité d'y avoir recours.

X I I.

Les Etrangers qui fréquenteront l'Ecole de l'Inftitut, pourront s'y faire infcrire quatre fois l'année, pour en obtenir des certificats du Secrétaire, & leur servir ainsi que de raison. S'ils désirent y prendre des grades, ils ne pourront y recevoir celui de Baccalauréat qu'au bout de trois ans, celui de Licence & de Doctorat qu'à la fin de leur quatrieme année d'études, faites à l'Institut; en rapportant des attestations en bonne forme de vie & de mœurs, ainsi que de deux années d'études en Médecine, en quelque autre Faculté Françoise ou Etrangere. On ne procédera point à leurs examens & à leurs actes dans le temps destiné aux exercices de l'Institut, mais seulement dans celui des vacances; le tout moyennant les droits spécifiés ci-après. Au reste, l'instruction sera constamment gratuite, pour les Etudians logés au dehors, comme au dedans de cet établissement; mais aucuns n'y auront leur domicile, s'ils ne sont naturalisés ou François de naissance.

XIII.

Ne pourront les Professeurs s'absenter plusieurs jours de l'Institut, ou n'y pas faire leurs leçons, si ce n'est par cause légitime, ou dans le temps des vacances. Si après quinze ans de fonctions remplies avec assiduité, dans l'Institut, la vieillesse ou les infirmités les rendoient inhabiles à continuer leurs fervices, ils obtiendront leur retraite avec mille écus de penfion.

X I V.

Si l'on fuppofe la France divifée en trente parties, Généralités ou Gouvernemens à peu près égaux, il fera établi en chacun d'eux, un Médecin gagé fuffifamment, pour veiller fur tous les objets de la fanté publique de chaque province, & en faire l'Hiftoire naturelle. Il aura pour Subftituts ou Correfpondans un nombre plus ou moins grand de Médecins ftipendiés, felon l'étendue de chaque province ou département.

X V.

Dans chaque ville capitale, il fe formera une Académie ou un Collége de Médecine, s'il n'y en avoit point; & fi déjà il s'y trouvoit une Académie Littéraire, elle pourra s'y réunir, en y ajoutant le titre de Médecine & d'Hiftoire naturelle. Les Membres en feront divifés en trois claffes. La premiere, de fix Honoraires; la feconde, de tous les Médecins, reçus légalement, pratiquant en chacune defdites villes capitales, & même aux lieux circonvoifins; la troifieme, de fix Amateurs ou Curieux de la Nature; chaque Académie ou Collége ayant d'ailleurs fon Secrétaire. Le

Médecin ou Phyficien de la province en fera toujours Membre effentiel. Ces Compagnies tiendront une féance toutes les femaines, & plus fouvent, en cas de befoin, tel que l'apparition de maladies épidémiques & même épizootiques. Elles admettront alors dans leurs affemblées tel nombre d'Officiers municipaux qu'elles l'eftimeront convenable.

X V I.

Lefdits Académiciens, ainfi que le Médecin principal & fes Subftituts, exerçans en divers cantons de la province, s'occuperont de réunir leurs obfervations fur la nature de l'air, des eaux, des alimens & des lieux où ils demeurent. Ils feront l'hiftoire des maladies les plus fréquentes, ou qui regnent par épidémies & par endémies, fur les hommes & les beftiaux. Ils fe procureront des notices exactes des productions de la Nature, dont ils raffembleront les morceaux dans un Cabinet deftiné à ce recueil, & dont ils envoieront les doubles à celui du Jardin du Roi à Paris.

X V I I.

Il y aura, en chacune defdites Académies provinciales ou Colléges, un Comité particulier & perpétuel, lequel fera deftiné à faire

exécuter les Edits & les Ordonnances touchant l'exercice de la Médecine, à veiller fur
le choix & la falubrité des médicamens, à
faire pourvoir les bourgs & petites villes de
remedes tant fimples que compofés & officinaux de bonne qualité; de forte que les Pharmaciens & les Herboriftes puiffent fournir tout
ce qui eft néceffaire pour les objets de fanté.
Ce Comité recueillera auffi les notes particulieres fur les effets reconnus des plantes em-
ployées par le vulgaire, fur celles qu'on peut
fubftituer aux étrangeres; &, s'il fe trouve des
découvertes plus ou moins utiles ou importantes, le Secrétaire perpétuel s'empreffera
de les communiquer à l'Inftitut. Ils pourront lui demander des confeils fur les maladies endémiques & épidémiques. Pour rendre
fes réponfes plus promptes, l'Inftitut formera
avec la Faculté de Paris un Comité fpécialement deftiné à répondre aux différentes quef-
tions des Colléges ou Académies de province.

X V I I I.

Les Colléges ou Académies de Médecine &
d'Hiftoire naturelle tiendront chaque année
une ou deux affemblées publiques, felon l'a-
bondance des matieres & les befoins actuels
d'inftructions en chaque province. On y lira

les Mémoires les plus intéreſſans des divers Membres, parmi leſquels il y en aura au moins un qui ſera envoyé par les Subſtituts du Médecin-Phyſieien ou provincial. Pourront auſſi leſdites Académies admettre pour Correſpondans libres, ou non ſtipendiés, les Médecins habitans des différens cantons de la province.

X I X.

Dans les autres villes de province, où le nombre des Médecins ſera aſſez conſidérable pour former une Compagnie, ils ſe réuniront & feront un Collége; ils en dreſſeront les Statuts, qu'ils préſenteront à Sa Majeſté, pour en recevoir la confirmation. L'Ancien ou le Doyen ſera déclaré Membre de l'Inſtitut; & deux d'entre eux ſeront Correſpondans libres de l'Académie provinciale de leur Gouvernement, autrement de la trentieme partie de la France.

X X.

Quant aux Médecins répandus dans les petites villes, & trop peu nombreux pour y former un corps, ils ſeront cenſés Correſpondans libres du Collége ou Académie de la capitale de leur province; & auſſi-tôt qu'ils auront fourni deux Mémoires approuvés, ils

en feront cenfés Membres, quoique non réfidens ; à cette condition pourtant qu'ils continueront de donner tous les deux ans au
moins ou des écrits, ou des notices qui puiſſent ſervir aux progrès de l'Art de guérir,
ou de l'Hiſtoire Naturelle. S'il ſe montre dans
leurs Diſtricts quelques maladies communes ou
extraordinaires, même ſur les animaux utiles à
l'homme, ils en envoieront le plus tôt poſſible
l'hiſtoire au Médecin-Phyſicien ou à l'Académie de la province. Le ſuſdit Médecin s'y
tranſportera lui-même, ou y envoiera l'un
de ſes Subſtituts, au jugement de ladite Académie.

XXI.

Tous les mémoires, notices, obſervations,
expériences ſingulieres, ou découvertes utiles
à la Société, feront recueillies par chacune des
Académies de province, & publiées au bout
d'un certain nombre d'années, avec la plus
grande clarté & précifion qu'il ſe peut, &
envoyées à l'Inſtitut. Mais, dans le cas d'un
beſoin preſſant, la notice ou l'obſervation
ſera imprimée auſſi-tôt dans une feuille particuliere.

XXII.

L'Inſtitut ſera donc formé de deux claſſes ;

la premiere, compofée de tous les Profeffeurs & Docteurs de l'Inftitut, ainfi que de tous les Docteurs-Régens de la Faculté de Paris : la feconde, de tous les Profeffeurs enfeignant dans les quatre Facultés provinciales ; des Profeffeurs anciens des Facultés fupprimées , s'ils ont rempli leurs chaires pendant fix ans ; des Médecins-Phyficiens de chaque province ; des Secrétaires & de deux Membres choifis par chacune de ces Académies ; du Doyen ou Ancien de chaque Corps de Médecins érigé en Collége. Enfin, les Membres de l'Inftitut réfidans à Paris, pourront choifir vingt fujets diftingués dans tout le Royaume , & pareil nombre dans les pays étrangers pour les adopter. Ils recevront comme leurs Correfpondans particuliers, tous ceux qui leur adrefferont des Mémoires utiles concernant la Médecine & tout ce qui peut s'y rapporter.

X X I I I.

S. M. fe réferve la premiere nomination aux places des Profeffeurs , tant premiers que feconds, de l'Inftitut, du Médecin-Phyficien en chaque province & de fes Subftituts, ainfi que du Secrétaire de chaque Académie provinciale. Mais veut Sa Majefté que quand ces places viendront à vaquer, celles de Profeffeurs

premiers & feconds foient mifes au concours;
& que pour les autres, favoir celles de Médecin-Phyficien & de fes Subftituts, il foit
choifi au fcrutin deux fujets pour chacune
defdites places, afin qu'il plaife à Sa Majefté
d'en choifir un ; les fuffrages feront donnés par
deux tiers des Médecins réfidans, & par un
tiers des Officiers municipaux de ces villes.
Quant au Secrétaire, il fera élu par l'Académie, à la pluralité des voix, & confirmé par
Sa Majefté.

X X I V.

Aucun Médecin ne pourra exercer fa profeffion en quelque ville où il y ait une des
quatre Facultés confervée, ou bien une des
Académies provinciales, ou même un fimple Collége de Médecine, s'il n'eft Membre
de l'Inftitut, ou s'il ne fe fait agréger à la Compagnie de cette ville, moyennant un examen
fuivi d'un acte public, & la fomme de cent
cinquante livres une fois payées. On fuppri-
mera toutes dépenfes fuperflues.

X X V.

Afin que l'exercice de la Médecine fe faffe
avec l'ordre, la sûreté & la plus grande utilité des citoyens, indépendamment des pré-

fentes Ordonnances, Sa Majefté invite les Académies & Colléges de Médecine, ainfi que les
Facultés & l'Inftitur, à lui préfenter dès ce
moment & en tout temps les meilleurs Réglemens qu'ils connoîtront, afin de les ajouter,
s'il y a lieu, à ceux-ci.

X X V I.

Pour rendre de même la pratique de la
Médecine plus uniforme, il fera compofé par
la Faculté de Médecine de Paris, un nouveau Corps de Pharmacopée & de Formules,
auquel tous les Apothicaires du Royaume feront tenus de fe conformer. Ils feront interrogés d'après ce Livre dans leurs réceptions,
& en fuivront les Formules pour leurs chef-
d'œuvres. On s'efforcera d'y rendre exactes,
fimples & faciles, la préparation & la compofition des médicamens. Les Colléges & Académies de province feront part de leurs obfervations fur ce Livre, dont on fera l'ufage
convenable dans les éditions fubféquentes.
Pourront néanmoins les Facultés & Colléges
de province faire imprimer des Pharmacopées
particulieres pour leurs provinces, s'ils le jugent à propos, jufqu'à ce qu'il en ait été
autrement ordonné, & à condition qu'ils fe

conformeront

conformeront pour les poids & mefures au Codex de Paris.

XXVII.

D'après l'ancien ufage de la Faculté de Paris, & adopté par plufieurs autres Facultés & Colléges, chaque corps de Médecins fera ou continuera de faire toutes les femaines des confultations gratuites aux pauvres, indépendamment des fecours particuliers que la charité infpire à chacun de fes Membres. On ne peut trop recommander cette œuvre de bienfaifance, fpécialement aux Académies ou Colléges dont on vient de parler. Ils fourniront, à ce deffein, tous les Vendredis de chaque femaine, un Comité de trois Docteurs ou plus, felon la grandeur de la ville, lequel fera chargé de recevoir, entendre, vifiter tous les malades qui demanderont confeil, & fans aucune rétribution : s'il fe trouve des malades qui ayènt befoin de quelque opération chirurgicale, ledit Collége invitera un Chirurgien capable & expérimenté, pour y exercer cette partie de l'Art de guérir. On choifira également un Pharmacien qui exécutera les ordonnances au moindre prix qu'il fera poffible.

XXVIII.

Les Livres claffiques deftinés aux études

L

des Médecins, & la Pharmacopée générale pour
toute la France, ayant été publiés, on procédera à la composition d'un corps complet de
Médecine. Ce grand travail s'exécutera principalement par l'Institut. Il sera aidé, 1°. par
la Faculté de Paris : elle fournira à cet effet
un Comité formé d'un nombre suffisant de
ses Docteurs; 2°. par tous les Colléges &
Académies des provinces. On y réunira les
faits authentiques, soit anciens, soit nouveaux.
Afin que tous puissent concourir utilement à
un Ouvrage si vaste, l'Institut en dressera le
plan général : on le distribuera imprimé à tous
les Membres de l'Institut, ainsi qu'à ses Correspondans & à tous les Associés des Académies, Colléges & Facultés de France, même
aux Médecins étrangers qui se seront rendus
recommandables par leurs écrits. Tous fourniront la tâche qu'ils auront bien voulu s'im-
poser eux-mêmes ; on y inscrira les noms de
chaque Auteur. Et quoique ce grand Ouvrage appartienne principalement à la Médecine Françoise, on en rendra l'utilité commune
à toutes les Nations, par des considérations
sur l'influence des climats, sur les exceptions
& les différentes pratiques raisonnables que
la différence des lieux peut produire dans
l'exercice de la Médecine. On aura soin d'y

inférer, 1°. l'hiftoire des maladies propres aux âges, aux divers Artifans & aux profeffions de la vie ; 2°. un' corps de Médecine légale. On donnera de temps à autre des additions ou fupplémens, en attendant qu'on publie une nouvelle édition complette de tout l'Ouvrage, ou d'une de fes parties.

XXIX.

Les Facultés, les Académies ou Colléges de Médecine connoîtront, fous le bon plaifir du Roi, de toutes les affaires qui concernent la, Médecine en chaque province, relativement au bon ordre & à la difcipline. Ces Compagnies tiendront, tous les deux mois & plus fouvent, s'il eft néceffaire, une affemblée fpéciale à ce fujet. On y déterminera le nombre de Pharmaciens convenable pour le fervice du Public, tant de la ville capitale que des autres villes ; l'expérience ayant fait voir que fi ce nombre eft trop grand, il nuit au Public relativement à la qualité des médicamens. Les prix en feront fixés toutes les années. Il fera pourvu à ce que ceux dont les effets auront été conftatés en France, même dans les pays étrangers, puiffent fe trouver dans leur province & à un prix raifonnable. Les délibérations defdits Colléges, Facultés,

& Académies feront envoyées au Comité de
l'Inftitut & de la Faculté de Paris, qui en
conférera avec le premier Médecin de Sa
Majefté, &, s'il y a lieu, avec le Miniftre
qu'elle aura nommé à ce fujet.

XXX.

Le Roi prend fous fa protection fpéciale
l'Inftitut de Médecine, & les établiffemens
dont on vient de parler, & fe réferve de récompenfer ceux des Médecins de fon Royaume, même les Etrangers, qui fe feront diftingués dans les travaux qui font les plus prochainement utiles à la confervation des hommes, principalement dans l'Ouvrage qui raffemblera en un corps toutes les connoiffances
qui concernent l'Art de guérir. Et afin de
furveiller tout ce qui peut plus efficacement
intéreffer la fanté de fes Peuples, le Roi voudra bien charger l'un de fes Miniftres de lui
en rendre un compte particulier, & de rapporter à fon Confeil toutes les affaires relatives à
cet important objet.

XXXI.

Sa Majefté renouvelle tous les Edits, Dé-
clarations & Ordonnances qui défendent l'e-
xercice de la Médecine & de la Chirurgie, à

quelque perfonne que ce foit non approuvée, & fous les peines les plus féveres, des amendes, de la prifon, & du banniffement, felon les circonftances. Sa Majefté défirant purger fes Etats des Empiriques & Charlatans qui abufent de la fimplicité & de l'ignorance du Peuple, a voulu reftreindre aux formules les plus fimples l'exécution de fes volontés. C'eft pourquoi elle ordonne que fur les décrets de chacune des cinq Facultés du Royaume, ou de ceux des Académies & Colléges des provinces, & fur leurs preuves, dénoncées aux Magiftrats, il foit pourvu auffi-tôt, pour le plus tard dans le mois, au bon ordre & à la difcipline ; & qu'en cas de retard, lefdites Facultés ou Colléges ayent à en porter leurs plaintes au Miniftre défigné, qui en fera fon rapport à Sa Majefté, ou à fon Confeil.

XXXII.

Sa Majefté renouvelle auffi toutes les défenfes portées contre ceux qui exercent la Pharmacie, fans avoir été approuvés, & contre les diftributeurs d'aucuns remedes fecrets ; la plupart de ces remedes ne méritant nullement la confiance du Public, foit parce qu'ils font d'eux - mêmes dangereux, foit parce qu'ils deviennent tels par l'ignorance, la grof-

siéreté & l'impéritie de ceux qui les appliquent,
soit parce qu'assez indifférens de leur nature,
ils cessent de l'être par leur usage indiscret,
& le plus souvent parce qu'ils détournent la
confiance publique de l'emploi des remedes
efficaces & certains, pour la porter sur des
secours vagues & douteux ; ces vendeurs de
secrets étant d'ailleurs peu susceptibles de
sentimens d'honneur, & livrés au contraire à
la plus basse avidité. Sa Majesté, pour remédier à ces désordres, a donc cru devoir révo-
quer tous les priviléges accordés ci-devant à
ces remedes, s'ils ne sont notoires & publiés ;
Elle a considéré tout à la fois que des médicamens simples & composés pouvoient être
découverts, ou, ce qui est souvent arrivé,
que des remedes anciens & trop négligés pouvoient être remis en usage. Pour porter sur
ces objets un jugement convenable, elle a créé
un Comité présidé par son premier Médecin,
& composé de Membres suffisans de l'Institut
& de la Faculté de Médecine de Paris, avec
deux des Prévôts de Chirurgie & de Pharmacie ; &, si le remede soumis à l'examen mérite son approbation, Sa Majesté, à l'exemple
de ses prédécesseurs, se propose d'en acheter la composition des Auteurs. En ce cas,
il sera inséré dans le Codex avec tous les

remedes approuvés ; &, fi la découverte
en eft importante, il fera imprimé dans une
feuille particuliere, en attendant une nouvelle
édition. Quand le Comité croira avoir befoin
d'obfervations ou expériences pratiques fur
le remede, il le foumettra à l'examen préli-
minaire des Médecins ou Chirurgiens des
hôpitaux civils & militaires, avant qu'il en
porte fon jugement définitif.

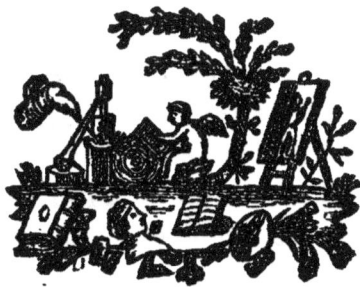

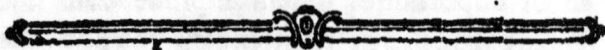

CHAPITRE VI.

Estimation générale des dépenses nécessaires
dans les plans proposés, & des moyens
d'y pourvoir.

LE·Gouvernement & le Public, dont les intérêts font les mêmes, reconnoitront aisément
les avantages qui résultent de ces établissemens
& réglemens. Nous formons un Séminaire de
Médecins, d'où l'on tirera d'excellens Sujets
pour la France & ses Colonies. L'Art de guérir
& l'Histoire Naturelle marcheront d'un pas
égal vers la perfection. J'ai souvent pensé que
sur le nombre d'individus que nous perdons
par les maladies, il en est un tiers, pour le
moins un quart, qu'on eût pu sauver par les
ressources de l'Art, dirigées avec sagesse & méthode. Or, si l'on porte la population de la
France à vingt-cinq millions, & les morts à
un trentieme, en y comprenant les enfans
(proportion fort avantageuse), l'on aura
de mortalité annuelle environ huit cents
mille têtes; & si on diminue cette perte d'un
quart, il vous restera deux cents mille individus qu'on aura sauvés. Je pense même que,

fans compter les pertes que les reffources de
l'Art peuvent diminuer, la feule fouftraction
des fautes groffieres & des erreurs populaires
qu'on peut détruire infenfiblement, on pourroit épargner au moins un dixieme fur la mortalité annuelle; c'eft-à dire environ quatre-
vingt mille Sujets. L'on voit donc que par
l'un & l'autre calcul, la population de la France
peut être augmentée de moitié dans l'efpace
d'une génération. A ce gain, quel qu'il foit, fait
pour la maffe de la Société, ajoutons un autre bien pour les individus; c'eft la tranquillité
d'efprit & la confiance augmentée dans tous
les ordres de citoyens : on fait combien elle
favorife & affure la guérifon; qu'au contraire
le découragement, le manque de fecours ou
leur retard rendent mortelles des maladies qui
ne l'étoient pas d'elles-mêmes. Il faut ajouter
encore, pour ceux qui ne meurent pas, dans
le moment, cette foule d'incommodités qui fui-
vent (fouvent pendant toute la vie', laquelle
en eft abrégée), des guérifons incompletes,
ou mal affurées. Mais, fi ces maux font fi fenfibles dans nos grandes villes, que dirons-nous
des habitans de la campagne, où la pauvre
humanité les effuie avec l'accompagnement
terrible de la plus groffiere ignorance, & des

Empiriques les plus effrontés & . 1s plus stu-
pides?

Pourrions-nous taire ici un avantage inef-
timable, que peut procurer une Médecine
bien faite, & jointe à la Philofophie? Elle
peut réduire les paffions à de juftes bornes,
rendre les hommes plus fages, & par conféquent plus heureux.

Mais nous pafferons fous filence ce que
l'intérieur de nos provinces peut gagner par
les lumieres, les inventions, les vues écono-
miques d'un millier d'Obfervateurs éclairés,
& placés dans tous les coins du Royaume.
Qu'il nous fuffife de citer à ce fujet ce qu'ont
fait pour leur Patrie, les Beccher, les Stahl,
les Hoffmann, &c. lefquels alliant la connoiffance de la Nature à celle de l'homme & à
la pratique de leur profeffion exercée même
auprès de leurs Princes, ont enrichi leurs
concitoyens de découvertes utiles.

Nous ne pouvons le nier : nous ne nous
procurerons de fi grands avantages qu'avec
la protection du Gouvernement & l'aide de
la Nation. Si néanmoins on veut examiner la
chofe de près, on verra que les dépenfes feront moins confidérables qu'il ne le paroît
d'abord. A la vérité, nous avons befoin,

dans l'exécution de ces plans, de conftructions nouvelles ; 1°. pour l'Ecole de l'Inftitut ; 2°. pour l'hôpital double qui y eft annexé. Quant au premier objet, nous ne voyons d'autre moyen d'y pourvoir que le tréfor public. Car nous n'imaginerons pas pour cela la voie des Loteries, quoiqu'elle ait été employée en France pour divers établiffe-mens & édifices. C'eft que ces petites Loteries, bien différentes des Loteries Royales que les befoins de l'Etat ont fait créer, & qui, à le bien prendre, ne font que des em-prunts à terme, & auxquelles les dernieres claffes du Peuple ne peuvent guere attein-dre, à caufe que les mifes font beaucoup plus fortes (tandis que les autres ne vont qu'à quelques livres ou un écu) ; c'eft, dis-je, que cet impôt, bien que volontaire, pefe trop fur la claffe indigente, qu'il la nourrit de vaines efpérances, qu'il excite fon avi-dité, & porte quelques-uns à des moyens illicites pour avoir de l'argent. Nous rejetons donc ce moyen, qui peut être une nouvelle fource de corruption dans les grandes villes. Nous ne propofons pas non plus l'emploi des biens eccléfiaftiques, tels que ceux d'ab-bayes confidérables, quoique ces plans foient fondés fur la bienfaifance & la charité. Cependant que de dépenses on connoît inutiles, superflues, où l'oftentation & la vanité ont eu plus de part que l'avantage de la Nation ! Mais nous préfentons fimplement ici les befoins de l'homme relativement à la fanté publique & particuliere; & nous abandonnons entiérement à la fageſſe du Gouvernement le choix des reſſources pour l'exécution : elles font nombreufes dans une Monarchie fi puiſſante & fi riche; il fe déterminera pour les moyens les plus aifés & les plus doux.

Nous ferons moins embarraſſés au fujet de l'hôpital que nous demandons. Tôt ou tard on reconnoîtra que l'Hôtel-Dieu eft trop reſſerré pour le nombre des malades qu'il contient. Le principe refpectable de n'en refufer aucun, & l'excès d'agrandiſſement de Paris, ont été caufe que les infirmes fe font accumulés , qu'ils couchent fouvent trois , même quatre dans le même lit; ce qui augmente l'infection des falles, occafionne des *quipro-quo* , &c. Un pareil local exigera néceſſairement qu'on faſſe plufieurs départemens de l'Hôtel-Dieu (1). A la vérité, le grand but de

_____

(1) On s'eft fort occupé ces dernieres années de cet utile projet ; & en attendant l'on a confidérablement augmenté le nombre des lits dans cet immenfe hôpital. *Note de l'Editeur.*

l'inftruction nous a fait défirer que l'hôpital
fervant d'Ecole pratique pour les jeunes Médecins, ne pafsât guere le nombre de cinq
cents malades, par conféquent cinq cents lits.
Dans ce nombre, nous comprenons, tant
pour des raifons d'économie, qu'afin d'ex-
pofer aux obfervations des Etudians, toutes
les conditions de la Société, l'hofpice pour
les Citoyens aifés : nous le fuppofons de deux
cent cinquante lits. Cependant, fi par des
vûes générales, on vouloit que l'hôpital des
pauvres fût porté à cinq ou fix cents malades,
on peut efpérer que la confufion n'y feroit
jamais affez grande pour nuire ni aux malades, ni à l'enfeignement d'une bonne & faine
pratique. Les dernieres claffes des Citoyens
ont droit, comme les autres, à toute la protection du Gouvernement. Sans doute, il en
coute plus à proportion pour un hôpital de
cinq à fix cents malades, que pour quinze à
dix-huit cents. Mais qu'importe, au furplus,
que la dépenfe fe faffe au fauxbourg Saint-
Victor, ou à un autre endroit qui ferve de
divifion de l'Hôtel-Dieu ? Nous ne demandons pas non plus que l'hofpice pour les
gens riches & aifés foit bâti aux dépens de
l'héritage des pauvres. Nous invoquons pour
cela la bienfaifance publiqu e.

Cet hofpice , au refte, pourra fournir une partie des frais qu'exigent l'Inftitut de Paris, & fes dépendances en province. On a fouvent défiré qu'il fe trouvât dans cette immenfe Capitale une maifon honnête où les perfonnes qui n'ont pas befoin de charité, puffent fe retirer dans le cas de maladie, & s'y faire guérir moyennant une fomme déterminée. Le mot d'hôpital effraye; celui de maifon de fanté ou d'hofpice, dans lequel on paye, ne peut bleffer la délicateffe de perfonne : les malades y feroient reçus aux différens prix de quatre, de fix, de dix livres par jour, felon qu'ils feroient mis en des falles communes, ayant chacun leur lit, ou qu'ils voudroient des chambres ou cabinets particuliers, une cheminée, &c. Il pourroit auffi y avoir des conventions générales entre les Particuliers & l'Econome ou Adminiftrateur, pour toute la durée de la maladie, entretien, nourriture, médicamens, foins des gens de l'Art, tout compris. Il eft affez connu combien on dépenfe en linge, en garde-malades, en remedes, &c. quand on eft traité chez foi. Nous avons eu foin d'ifoler la maifon de fanté; de forte que le logement, la promenade même n'ayent rien de commun avec l'hôpital. On conçoit qu'avec ces attentions, un nombre

confidérable de célibataires réfidens à Paris,
des Etrangers, foit de province, foit d'autres
pays, trouveront leurs avantages à fe retirer à
cet hofpice dans le cas de maladies : il réunira
la fûreté, la commodité, & les foins affidus
des Profeffeurs de l'Inftitut. Ajoutons la propreté & la falubrité de l'air. On ne peut toujours jouir, dans fa maifon, de ces avantages,
même avec les plus grands frais. Nous ne
chargeons l'Inftitut que du foin d'infpecter
cette maifon, & d'y maintenir l'ordre & la
décence, ainfi que dans l'hôpital des pauvres.
La dépenfe & les revenus feront examinés par
un Comité des Adminiftrateurs des hôpitaux; & le produit net de l'hofpice fera verfé
dans la caiffe particuliere deftinée à l'entretien des établiffemens propofés.

Evaluons-en maintenant le total de la dépenfe : nous avons pour Paris onze Profeffeurs & un Secrétaire à fix mille livres chacun, ci.................... 72,000

Onze Profeffeurs en fecond & un
Chapelain à deux mille l. chacun, ci. 24,000

Nous demandons pour la province trente Médecins Phyficiens à
deux mille livres, ci........... 60,000

Total................. 156,000

De l'autre part 156,000

Trente Colléges ou Académies,
raison de 2000 liv. pour chacune.   60,000

Cent cinquante Correspondans
stipendiés, pour toutes recherches
utiles à perfectionner l'Art, dis-
tribués dans les provinces, quelques
soient leurs divisions, & à 600 l.
chacun, ci 90,000

Total 306,000

Nous avons pour fournir à ces frais :

1°. Les dépenses faites par le F :, ou par la
chose publique, dans les Facultés à supprimer,
pour les quatre Professeurs en Médecine au
Collége Royal, pour les trois du Jardin du Roi,
non compris trois Démonstrateurs. Nous n'a-
vons point de détails assurés sur ces différens
objets. Nous en évaluerons le total seulement
à 40,000 l. à cause des pensions réservées aux
Officiers actuels, lesquelles s'éteindront avec le
temps. | Ci pour ce moment 40,000

2°. Les droits perçus pour les degrés de Baccalauréat, de Licence
& de Doctorat. On sait qu'il existe
de pareils droits dans toutes les réceptions des différens états de la

vie.

Ci-contre..................... 40,000

vie. Ces droits font fondés fur les rapports qui fe trouvent entre les Maîtres & les Difciples, entre le Récipiendaire & le Corps qui admet; c'eft que cette Compagnie eft chargée de dépenfes néceffaires, & il faut les acquitter. Dans notre fyftème, nous· ne voulons d'autre rapport entre les Profeffeurs & les Etudians que ceux de la feule difcipline; on fouftrait les droits que les Maîtres devroient percevoir pour les examens & les réceptions. On fe garantit par-là de la facilité & de la féduction de la part de ceux qui doivent donner les grades; mais l'argent fourni par ceux qui font reçus, retourne à l'Adminiftration, pour dédommagement des frais qu'elle avance. Si quelques-uns prétendoient qu'elle doit fe charger de tout & accorder une réception auffi gratuite que l'inftruction elle-même, nous y donnons volontiers les mains. Remarquons en paffant, que le Public n'a pas généralement défiré

M

De l'autre part................ 40,000

jufqu'ici que la Médecine s'exerçât
gratuitement envers tous, & qu'ainfi
les Médecins fuffent payés par l'Etat;
tandis qu'il a été fouvent propofé
que la Juftice fût gratuite : c'eft
qu'outre plufieurs raifons, elle eft
de droit ; c'eft un des devoirs de
la Souveraineté ; & la Médecine
n'eft fouvent qu'une œuvre de charité, qu'on ne doit pas aux riches,
mais feulement aux pauvres. Partant de ce principe, il femble que
l'Etat peut fort bien ne rendre pas
gratuites ni la réception des Médecins, ni l'exercice de leurs fonctions. Ces bienfaits ne pourroient
s'accorder fans l'augmentation des
charges publiques, ce que nous
croyons devoir éviter.

Nous ferons en même temps obferver que fi l'Adminiftration ju-
geoit convenable de fupprimer tous
priviléges exclufifs dans les Arts &
le Commerce, la Médecine, ainfi
que fes parties miniftrantes, doivent être exceptées. C'eft, difions-

Ci-contre................... 40,000

nous, que le Public n'a pas les connoiffances néceffaires pour diftinguer les
habiles en ces Arts & Sciences, &
qu'il y faut des examens qui conf-
tatent la capacité. On voit dès lors
que ce n'eft pas tant un privilége
exclufif que l'Art de guérir requiert,
qu'une défenfe faite à tous autres
de fe mêler de fonctions qu'ils ne
peuvent remplir qu'au rifque de la
vie des Citoyens.

Pour revenir aux droits de réception, dont vous parlons, il eft
clair que le Gouvernement peut,
fans injuftice, les toucher lui-même,
pour fe dédommager de fes frais,
dans cette portion du bien public
à laquelle il fatisfait. Ces droits varient au refte & ont toujours varié
tant en France que dans les pays
étrangers. On lit que dans l'Univerfité de Paris, fous Charles IX,
la Maîtrife-ès-Arts coutoit 56 liv.
13 fous ; le Cours de Licence en
Droit, 28 écus ; mais que le grand
nombre des actes, dans les deux au-

De l'autre part................. 40,000

tres Facultés, portoit la dépenfe
pour le Doctorat en Théologie, à
1002 liv. & pour celui de Médecine,
à 881 liv. le tout, fans compter
le prix du premier lieu de la Licence; prix que nous avons vu de
notre temps s'acheter fort cher dans
la Faculté de Médecine de Paris.

Voyons maintenant à quoi nous
évaluerons ces droits. Nous avons
deux fortes de réceptions; l'une
dans les quatre Facultés de province, que nous pouvons fixer à
600 liv. l'autre à l'Inftitut, que nous
portons à 1200 liv. indépendamment des frais de Thefes, lefquelles,
avons-nous dit, ne font pas exigées,
mais fe foutiendront à volonté de
la part des Récipiendaires. On peut
préfumer que des Facultés provinciales & de l'Inftitut, il fortira chaque année au moins une centaine
de Médecins. Comme il eft difficile de déterminer le choix ou les
moyens des Etudians pour ces différentes Ecoles, nous fuppofons que

Ci-contre..................... 40,000

toutes les réceptions, les unes dans
les autres, font portées à 900 liv.
Nous ne comprenons pas celles qui
fe font à la Faculté de Paris, pour
les raifons que nous avons énon-
cées plus haut (1). Mais le calcul
de cent Médecins pour le moins
reçus annuellement, eft fondé fur ce
qu'il eft vraifemblable qu'il y a plus
de 4000 Médecins dans le Royaume, & que la Société fournit affez
généralement, dans toutes les profeffions, un nombre de fujets à peu
près égal à ceux qui manquent. Or,
fi l'on ne porte la mortalité des
adultes qu'à un quarantieme (ce
qui eft une eftimation très-avanta-
geufe), il s'enfuivra que la perte annuelle des Médecins fera environ
de cent. Nous dirons en paffant
que fi les Médecins ne paffent pas
le nombre de 4000 en France,
il eft impoffible que le Public foit
bien fervi pour l'article de la fanté.

---

(1) V. ci-deffus, p. 124 & fuiv. & ci-deffous. p. 191.

De l'autre part.................   40,000

Quelque falubre que puiffe être la conftitution de Paris & de nos provinces, je ne penfe pas qu'un Médecin puiffe avoir les foins convenables pour plus de 15 à 1800 individus, plus ou moins fouvent malades dans un temps déterminé, loifqu'ils font épars & non pas raffemblés en un lieu commun; tel qu'un hofpice ou un hôpital. A ce compte, il faudroit environ 16000 Médecins pour l'affiftance néceffaire de vingt-quatre à vingt-cinq millions d'habitans. On voit donc que le très-grand nombre des malades eft abandonné. A qui? je ne dirai pas à la Nature; ils feroient trop heureux! mais l'homme malade cherche des fecours; il les reçoit de toutes mains, & n'y trouve fouvent que fa deftruction.

En ne portant les réceptions qu'au nombre de cent par an, & l'une dans l'autre à 900 liv. nous aurons le produit de...................   90,000

Total.....................   130,000

Ci-contre.................... 130,000

3°. Nous pouvons mettre auffi en ligne de compte, outre les réceptions des Regnicoles, celle des Etrangers. On peut croire que le nombre en augmentera par la réputation que nos établiffemens donneront à la Médecine Françoife. Nous ne fuppofons que trente à quarante Etrangers admis par an à la Licence ou au Doctorat, à raifon de 600 liv. chacun, ci à peu près. 21,000

4°. On peut compter fur un produit affez confidérable fourni par l'hofpice des Citoyens aifés. Nous y avons placé 250 lits. On vient de voir les prix différens pour chaque malade, qui font depuis 4 liv. jufqu'à une piftole par jour, felon les commodités que la fortune des particuliers peut leur permettre. Suppofons que le prix moyen foit de cent fous par jour, & que la dépenfe réelle ne foit que de 40 fous. De pareilles journées font très-fortes lorfque les fecours de l'Art n'y font

Total.................... 151,000

De l'autre part............. 151,000

pas compris : partant tous frais de remedes & de nourriture, &c. étant dé-
duits, l'hofpice peut profiter de 250
malades donnant chaque jour 3 liv.
On doit les multiplier par les 365
jours de l'année, ce qui fait un bénéfice excédant les frais de 273,750
liv. Mais nous le réduirons à 200,000
liv. parce que les 250 lits ne feront
peut-être pas tous remplis à la
fois. Ci...................... 200,000

Total de recette, 351,000

Total de dépenfe, 306,000

Obfervons que l'on peut ajouter à l'article
de la recette les amendes & les infcriptions
prifes dans les Facultés & à l'Inftitut. Nous
laiffons celles-ci à titre de gratifications aux
Profeffeurs. Quant aux amendes, la moitié
en eft attribuée aux Compagnies, foit Colléges, foit Académies, les plus prochaines
des lieux où le délit a été commis. L'autre
moitié doit être verfée dans la Caiffe commune, & cependant nous ne la comptons
pas ici.

On voit donc qu'en prenant fur les 45,000 liv. qui nous reftent, 6000 liv. pour l'entretien de l'hofpice, lequel ne doit pas être rejeté fur l'hôpital des pauvres; 10,000 liv. pour la Bibliotheque & menus frais de l'Inftitut ; pareille fomme pour les jetons des Profeffeurs & ceux de la Faculté de Paris qui doivent affifter aux Actes & aux Comités réunis de ces deux Corps ; nous aurions encore à peu près 20,000 liv. pour les retraites des Profeffeurs, pour des penfions aux veuves & aux enfans des Médecins qui font dans le cas de les demander. Ces fecours, difonsnous, ne pourront qu'augmenter par la fuppreffion des penfions réfervées pendant leur vie aux Profeffeurs fupprimés.

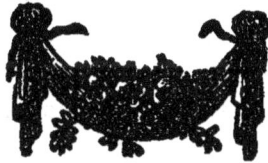

CHAPITRE VII.

Avantages qui réfulteront de ces plans pour les Médecins. Objections & réponfes.

Nous venons de voir l'utilité de nos établiſſemens pour toute la Société. Nous déſirons auſſi qu'ils ſoient agréés par tous nos confreres. Au ſurplus, l'Ordre des Médecins ſera toujours prêt à faire des ſacrifices au bien public. Ils y ſont ſi accoutumés ! mais ils trouveront, à ce qu'il nous ſemble, des avantages propres aux plans propoſés. Il eſt vrai que nous n'applaniſſons pas pour eux le chemin de la fortune : mais nous augmentons du moins la conſidération qui doit être attachée à cette profeſſion quand elle eſt bien exercée. Elle s'attirera, plus que ci-devant, des ſujets diſtingués par leurs talens, leur naiſſance & leurs richeſſes ; ce dernier objet ne devant pas être négligé dans un état où il y a tant de charités à faire.

A commencer par les Etudians, ils pourront, à moindres frais, fe livrer à l'amour de la Science ; vivans, comme ils feront, dans une maifon commune & réglée, où la vie fera beaucoup moins chere que dans l'intérieur de Paris, & , ce qui eft très-favorable à l'inftruction, converfant habituellement avec de favans Profeffeurs. A la faveur d'une excellente éducation, ils jouiront plus tôt de la confiance & de l'eftime de leurs compatriotes. Nous augmentons le charme attaché à cette belle étude de l'homme ; nous la rendons plus facile & plus complette. Si nous ne pouvons rendre moins pénible l'exercice de l'Art, en écarter tous les dégoûts, fupprimer les plaintes des malheureux malades qui fouffrent ; fi nous ne pouvons retrancher rien de l'affiduité la plus gênante à les vifiter, du facrifice éternel de la liberté & d'innocens loifirs, nous procurons aux Médecins cette paix intérieure qui naît de l'accompliffement des devoirs. Exifte-t-il de plaifirs auffi purs, pour les ames honnêtes, que ceux que donnent les bienfaits journellement répandus fur le genre humain ? Très-inftruits déformais, les Médecins pourront fe dire à eux-mêmes, tous les jours : Nous faifons le bien, & fans rifque de faire mal.

Ceux qui exercent actuellement leur profession peuvent voir, dans cette régénération de la Médecine, nombre de places diftinguées tant à Paris que dans les provinces, auxquelles ils peuvent afpirer. De bons réglemens, enfin exécutés, n'affureront le libre exercice de l'Art, qu'à leurs pairs, à des hommes capables, & autant recommandables par leur probité que par leur favoir. Les Facultés confervées gagnent à nos arrangemens. Celles qui feront fupprimées ne peuvent fe plaindre, puifqu'elles confervent leurs anciens priviléges, avec la moitié de leurs gages; les Profeffeurs deviennent membres de l'Inftitut. Les plus fimples Colléges reftent tels qu'ils font, avec l'efpoir de quelques améliorations. Mais les premiers Médecins de chaque province, ainfi que leurs Académies, font de création nourelle, & répandront dans toutes les contrées de la France l'inftruction & les fecours, auffi utiles au peuple qu'honorables pour toute la Nation.

La Faculté de Paris en particulier mérite bien de trouver fes avantages dans nos établiffemens. Jufqu'ici trop négligée, elle n'a ceffé pourtant de fervir l'Etat & la Capitale depuis cinq fiecles (1). L'on a vu plus haut

----

(1) Elle ne s'eft formée en Faculté particuliere que ver

qu'elle n'avoit reçu que des éloges dans les
différentes réformes faites dans l'Univerſité,
en 1452, 1575, & en 1598; que l'Edit de
1707 reconnoît que, pour l'utilité commune,
on ne peut rien ajouter à ſes Statuts. Qui
pourroit croire qu'en conſidération de ſes ſer-
vices, elle n'ait pas même été logée ? C'eſt
pourtant un fait certain que ſes Ecoles dans
la rue de la Bucherie ont été bâties à ſes dépens en 1472. L'Amphithéatre d'Anatomie
étant tombé de vétuſté, les Médecins n'ont
eu, pour le reconſtruire, d'autre reſſource que
celle de leur propre argent (1). Si l'on jette
les yeux ſur ſes Statuts, on ſe convaincra que
l'eſprit public les a dictés; & ſi nous inter-
rogeons les Etrangers, ils conviendront que
nulle part la Médecine ne ſe fait avec autant

---

l'an 1281; mais précédemment elle exiſtoit dans la Faculté des Arts, & mêlée dans ce qu'on appelle le corps des
Nations, dont elle n'étoit pas pour lors ſéparée. *Note de
l'Auteur.*

(1) La Faculté a depuis été tranſportée aux anciennes
Ecoles de Droit; les nouvelles ayant été bâties ſur la
place de l'élégante Egliſe de Sainte - Genevieve , qui
va être achevée. La Faculté de Médecine fait ſes Actes &
tient ſes Aſſemblées à ces anciennes Ecoles de Droit, rue Saint-
Jean-de-Beauvais; mais ſes Cours continuent de ſe faire à
l'Amphithéatre des anciennes Ecoles de Médecine, rue de
la Bucherie. *Note de l'Éditeur.*

de défintéreffement qu'à Paris. Les principes
de cette Compagnie influent, avons-nous
dit, fur la conduite particuliere de fes Membres, & leur infpirent un éloignement, je
dirois prefque une horreur fecrete, pour tout
ce qui reffemble à la charlatanerie ou une
tromperie quelconque. Il femble que c'eft la
Religion elle-même qui a épuré ces motifs.
Toute eccléfiaftique dans fon origine, la Faculté de Médecine de Paris y a puifé fes ufages & fon caractere. On fait que cette profeffion
a toujours été interdite aux Moines. Le Pape
Honorius III étendit depuis cette défenfe au
Clergé féculier; mais cette Loi n'eut point
d'exécution; véritablement les Clercs étoient
à peu près les feuls qui fuffent lettrés alors.
Des hommes refpectables, qui avoient d'ailleurs leur fubfiftance affurée, ont laiffé aux
Laïques leurs fucceffeurss (1) une vie labo-
rieufe & charitable à fuivre, mais avec beaucoup moins d'aifance. Nous ferons, à ce fujet,
une réflexion affez trifte; c'eft que quand la

---

(1) On fait que ce fut le Cardinal d'Eftouteville, qui,
dans la réforme de l'Univerfité, en 1452, fupprima l'ancien ferment que devoient faire les Médecins, qu'ils n'é-
toient pas mariés, s'ils vouloient conferver le droit de
Régence. *Note de l'Auteur.*

Société eft bien fervie, elle s'embarraffe mé-
diocrement de récompenfer. Elle s'occupe
davantage d'exciter les efp··· s vers le bien,
lorfqu'elle a des befoins à remplir; mais dès
que l'ordre eft établi, on croit volontiers qu'il
va tout feul. Le fort des particuliers eft encore plus fâcheux que celui des Compagnies :
on croit d'un honnête h··· ···· qui a du
mérite, qu'on en peut toujours jouir fûre-
ment, parce que fa probité l'empêchera de
faillir.

Plufieurs cathédrales, en différens pays de
l'Europe, réfervent encore des prébendes de
Chanoines à des Médecins, engagés ou non
dans les Ordres facrés. En France, généralement on n'a pas même laiffé un encourage-
ment de ce genre à la Médecine. La Faculté
de Paris n'ayant jamais été dotée, il en réfulte, comme nous l'avons obfervé, des frais
confidérables pour les réceptions, parce qu'il
faut des droits de préfence aux Docteurs qui
examinent, & préfident aux Actes. L'équité
demande qu'elle foit fuffifamment fondée,
pour remplir fes fonctions ; elle les a même
généreufement augmentées par plufieurs Chaires entretenues à fes frais. En attendant qu'on
foit venu à fon fecours, nous n'avons pas
moins cru devoir lier intimement la Faculté

avec l'Inſtitut, & les faire marcher tous deux
de concert pour opérer le bien public.

Cette Faculté n'admet dans ſon ſein que
ceux qu'elle a examinés. Ce droit, auſſi con-
forme à l'utilité générale qu'à la ſienne, lui eſt
confirmé ici dans toute ſa force L'on a vu
que les Médecins qui auront été reçus à l'Inſtitut, & qui déſireront exercer à Paris, ſont
par elle examinés, admis à la Licence, promus
au Doctorat & à la Régence. Mais, dira-t-on,
n'arrivera-t-il pas, qu'à la ſuite de pluſieurs
années, tels Docteurs reçus ſimplement à
l'Inſtitut, mais non agrégés à la Faculté,
viendront s'établir dans la Capitale ? Et n'eſt-
il pas contraire au bien public qu'on aban-
donne les provinces pour s'établir dans la Capitale ? Des eſpérances flatteuſes, quoique
vaines aſſez ſouvent, y attirent des hommes
diſtingués en tout genre. Dans des profeſſions
néceſſaires, telle que la Médecine, le Gouvernement doit pourvoir à ce que l'intérieur
du Royaume n'en ſoit point privé. Il n'eſt
pas difficile de prendre à cet égard des précautions convenables. Il n'y a qu'à ſtatuer
que les Docteurs de l'Inſtitut qui, dans le
temps, n'auront point été reçus à la Faculté,
ne pourront y être agrégés que moyennant
un Acte public dans les Ecoles de cette Compagnie,

pagnie, & une fomme déterminée, par exemple, celle de 1000 ou 1200 liv. Cet ufage n'auroit rien d'injufte, & il n'eft pas nouveau. L'oh a déjà dit que les Arts libéraux & mécaniques, les Corps de Marchands, &c. forment des Communautés ou des Colléges, qui ont leurs Statuts particuliers, même prohibitifs envers ceux qui n'y font pas incorporés. De pareils réglemens font fous la protection des Loix dans prefque tous les pays. N'eft-il pas de la plus grande convenance que ceux qui veulent participer à des priviléges, que l'ufage & la convenance ont fait adopter, contribuent pour leur quote part aux dépenfes communes de la corporation ?

Pour ce qui eft des Médecins reçus dans les quatre Facultés de province, & qui défireroient exercer dans Paris, celle de la Capitale conferve le droit ancien & confirmé par tant d'Ordonnances & d'Arrêts, droit qui confifte à exiger d'eux un examen fur toutes les parties de la Médecine, & un acte public; parce que la Faculté ne peut être fuppofée connoître leur capacité : c'eft ce qu'on ne pourroit dire des Médecins précédemment reçus à l'Inftitut, puifque c'eft fous fes yeux qu'ils ont pris leurs grades. Enfin la Faculté, fans recevoir précifément dans fon fein tous

N

ceux qui se présenteroient, pourroit, comme
le Collége des Médecins de Londres, accorder, sous le titre de *permissi*, le pouvoir de
pratiquer à Paris, après un examen préalable.
Ces droits, différemment exercés, appartien-
droient en propre à la Faculté. L'on ne met
point en doute qu'elle n'en use, sur tout si
elle est dotée, à sa manière ordinaire, c'est-
à-dire avec la plus grande noblesse; en aug-
mentant les honoraires de ses Professeurs; en
accordant des jetons à chacun des six Docteurs qui assistent toutes les semaines, à tour
de rôle, à la visite des pauvres, &c. &c. (1).

Je ne vois donc aucune raison de réclama-
tion de la part de mes Collegues contre le renouvellement de la Médecine tel que je le
propose; & reconnoissant, comme je fais,
qu'ils ne sont pas traités en France avec la
justice qu'ils méritent, je serois inconsolable,
si ces arrangemens pouvoient leur faire essuyer
de nouveaux dégoûts. On m'a fait des objec-

---

(1) Cette visite seroit bien plus utile, si les médicamens
prescrits par ces consultations gratuites, étoient aussi admi-
nistrés gratuitement aux pauvres. Mais comment charger une
Compagnie qui est endettée & pauvre elle-même ? Nous
ne pouvons donc qu'indiquer cet objet à la bienfaisance
des Citoyens riches. *Note de l'Auteur.*

tions d'un autre genre ; & quoique plus spé-
cieuses que solides, je ne dois ni les cacher,
ni les laisser sans réponses.

Premiérement, a t-on dit ; votre système
enleve au très - grand nombre des Universités du Royaume, une de leurs Facultés :
dès lors elles ne sont plus de vraies Universités ; & si les Facultés de Théologie, de Droit
& des Arts demandent aussi des établissemens
particuliers, les dépenses ne finiront point.

Reponse. Selon ces plans, les Universités
ne seront point détruites. Les Médecins qui
forment actuellement les Facultés de Médecine, & qui doivent être supprimés, feront
un Corps ou un Collége capable de la repré-
senter au besoin. Mais ils n'auront plus d'E-
coliers ? Déjà la plupart cessent d'en avoir ;
tant leur réputation est déchue ! S'il s'y trouve
un Jardin de Botanique, il doit être con-
servé : cette partie de l'Histoire naturelle
pourra donc être cultivée en plus de lieux.
Le bâtiment destiné aux anciennes Ecoles,
pourra servir aux assemblées de l'Académie
ou du Collége qui succédera à la Faculté
supprimée ; le reste sera donné à bail, pour
aider à fournir aux dépenses nécessaires. Quant
aux demandes qu'on suppose pouvoir être
faites par les autres Facultés, nous nous som-

mes hâtés de dire (1) que celle de Médecine,
par la nature des Sciences qu'elle embrâsse,
avoit besoin de plus de frais pour l'enseignement; tandis que la Théologie, le Droit,
les Humanités s'apprennent dans de bons cahiers, avec de bons Maîtres, à la campagne
comme à la ville, en province comme à Paris. Il est de toute évidence que le Médecin
ne sçauroit trop voir de ses yeux les merveilles
que lui offrent la Physique, la Chimie, l'Anatomie, les especes différentes de maladies.
Certainement la Médecine ne se devine pas;
& ses connoissances très-multipliées ne peuvent s'acquérir qu'avec du temps, rarement
au logis, même par un riche particulier. L'Etat
doit donc pourvoir à l'éducation médecinale,
par des établissemens qui y soient adaptés.
Enfin, comme on voit la Faculté de Droit
subsister seule à Rennes, à Dijon, celles de
Théologie & des Arts, en beaucoup d'autres
lieux, restant également isolées, & au grand
avantage des Peuples, y a t-il à se plaindre
que pour le bien commun, on supprime celles
de Médecine dans la plupart des Universités?

2°. Chez les Nations policées, on a vu
des Médecins habiles, en différens siecles; ces

_____

(1) V. page 62 & suiv.

hommes précieux se sont formés sans tant de secours; on peut donc continuer à s'en passer!

Réponse. Sans doute le monde a possédé de temps à autres d'excellens Médecins; & nous en avons à présent, peut-être plus que jamais. La Société ne doit pourtant pas compter sur une classe d'hommes rares dont le génie franchit tous les obstacles. Les hommes supérieurs, dans tous les états, ne paroissent pas prodigués par la Nature. S'il s'agit donc d'institution, ce doit être sur le commun des hommes qu'il convient de tabler. L'on peut bien reconnoître avec un de nos Poëtes, que dans la Poésie il n'est point de degré du médiocre au pire : l'on en peut dire à peu près autant des beaux Arts; parce qu'enfin on peut s'en passer. Mais, nous l'avons déjà dit, dans les professions nécessaires, telle que la Médecine, il est indispensable de se servir des esprits qui se présentent, même médiocres, pourvu qu'ils soient bons d'ailleurs, & que la probité soit intacte. Sans doute une heureuse mémoire, une imagination féconde, servent à la Médecine, qui est le grand Art de combiner rapidement les idées sous tous leurs rapports. Il semble pourtant que la solidité du jugement soit la premiere qualité du Médecin. Quoi qu'il en puisse être, reconnoissons du

moins que la médiocrité fréquente, que donne
la Nature, peut s'élever fort haut à la faveur
d'une éducation publique, furveillée, & pro-
portionnée aux différens befoins de nos Sociétés. Qui oferoit comparer le favoir de la
vieille Ecole de Salerne, avec la profonde doctrine des Facultés célebres de notre fiecle?
Par les moyens que nous propofons, l'Art de
guérir acquerra des forces fuffifantes dans le
commun des efprits; cependant nous donnons des ailes au génie, qui portera fon vol
fort haut. On fait qu'Hippocrate travailloit
fes divins écrits fur les Mémoires dreffés dans
la famille d'Efculape, dont il étoit le dix-hui-
tieme defcendant, & fur ceux de fes contem-
porains. De jeunes Difciples, répandus dans
la Grece, lui faifoient part du réfultat de leurs
obfervations. Voilà la fource des richeffes
qu'il a laiffées à la poftérité. Elles ne peuvent
que s'augmenter confidérablement au fein
d'une Nation ingénieufe, fi elle veut employer les moyens qui font entre fes mains.
On peut fe convaincre enfin que la marche
rapide des Sciences, depuis un fiecle & demi,
eft due principalement à une foule d'établiffemens faits en Europe pour leur progrès.
Peut-être étoit-ce par la Médecine qu'il eût
fallu commencer? C'eft par elle que Defcartes
vouloit terminer fes recherches.

3°. Vous avouez d'après les faits, anciens & nouveaux, que les Gaules que nous habitons ont toujours été fécondes & peuplées; que c'est là un pur bénéfice de la Nature : je veux croire que l'Art se perfectionnant par vos moyens, y augmenteroit la population; mais convient-il qu'elle devienne excessive?

Réponse. Nous sommes loin de cet excès. Des malheurs publics peuvent rendre notre population trop foible. Il paroît par l'état présent des choses, que les guerres seront moins fréquentes en Europe que dans les siecles précédens. Le temps des conquêtes paroît passé. Si nous jouissons à l'avenir de longues paix (du moins les Nations sont hors d'état de soutenir de longues guerres), n'avons-nous pas, dans les Colonies nouvelles, un débouché pour un trop grand nombre d'hommes, si jamais la France ne pouvoit suffire à les nourrir? Mais d'abord, combien sommes-nous éloignés d'avoir mis en bonne culture le sol de la France, & de tirer de la terre tout ce qu'elle peut nous fournir? Et quand nous serons forcés d'avoir recours à des Colonies, cette ressource n'est-elle pas infiniment plus honnête & aussi sûre que ces disettes affreuses, inventées à la Chine pour réduire à un juste taux le nombre des habitans, & le propor-

N iv

tionner aux moyens communs de la Nature
pour les alimenter ?

4°. Vous voulez, objectent quelques-uns,
que les Médecins s'occupent d'Histoire naturelle. Ne craignez-vous pas de les surcharger
dans leurs études ? & n'est-ce pas trop exiger
d'eux, quand on augmente leurs travaux, en
laissant subsister la modicité des honoraires ?

Réponse. Nous pensons bien que, dans de
très-grandes villes, les Médecins employés ne
peuvent faire d'excursions dans les Sciences,
qui, quoiqu'elles ne leur soient pas étrangeres,
leur sont pourtant moins nécessaires, sans en-
lever aux malades une partie du temps qui
leur est entiérement dû. Mais peut-on re-
fuser à l'esprit quelque délassement ? En est-il
de plus digne de gens instruits, que de changer
l'objet des études ? Les Médecins habitués
dans les petites villes, jouissent de plus de
loisirs : ils peuvent les mettre à profit pour
étendre nos connoissances sur les productions
naturelles du Royaume; nous désirons qu'elles
soient adaptées à l'Art de guérir; & nous n'y
employons que sept à huit Médecins en chaque province. Les observations de tous les
autres ne sont que des contributions absolu-
ment volontaires. Si l'on porte attention sur
ces plans & leurs détails, on les verra dégagés

de ce luxe dans les Sciences, qui a tant gagné aujourd'hui. Quant aux honoraires dont on ne s'occupe point ici, il nous femble que l'honneur doit marcher avant tout; que la confiance devenant plus grande & plus générale, les Médecins peuvent attendre un meilleur traitement à l'avenir; qu'après tout, la premiere repréfentation de leur part fuffira; qu'ils obtiendront fur cet objet un réglement qui proportionnera le prix au travail, & à la dignité de la profeffion ; fur-tout quand on confidere qu'indépendamment de l'intérêt pécuniaire, ce prix tient néceffairement à la confidération perfonnelle.

5°. Mais pourquoi raffembler à Paris nombre d'Etudians & de Profeffeurs ? Cette ville n'eft-elle pas déjà affez riche ? faut-il la rendre encore plus peuplée ?

Réponfe. L'établiffement que nous propofons d'y faire n'augmentera peut-être fa population que d'un millier d'individus regnicoles & étrangers. L'expérience a prouvé que le fite de cette Capitale eft auffi favorable à la fanté qu'aux progrès des Sciences & des Arts. On pourroit défirer, pour nos vûes, qu'elle fût plus au centre du Royaume : elle n'eft pas du moins à l'une de fes extrémités comme Montpellier. Qu'il nous fuffife que loin de faire

sortir l'argent de la France, on y attirera celui
des pays plus ou moins voisins : le besoin &
le désir de s'instruire appellera à Paris un plus
grand nombre d'Etudians. Nous avouerons
pourtant qu'une si grande Université eût pu
être mieux placée que dans la Capitale , par
exemple à Bourges, à Tours ou à Orléans.
On peut croire que les Etudes s'y fussent généralement maintenues avec plus d'ardeur.
L'importance des Facultés supérieures , principalement de la Théologie & de la Médecine , leur a donné un ton sérieux qui
a aidé à les soutenir auprès des Parisiens.
Mais la nombreuse Faculté des Arts , qui gou-
verne la premiere jeunesse, n'a pu échapper
au ridicule qu'un peuple léger s'est plu à ré-
pandre sur les Professeurs & les Répétiteurs.
Le nom de pédant a encouragé des Disciples
trop pétulans à moins respecter leurs Maîtres ;
de-là peu d'application, & le goût si commun
dans ce siecle pour la dissipation. On ne voit
pas du moins que l'Angleterre ait lieu de se
plaindre de n'avoir pas placé d'Université à
Londres, mais à Oxford & à Cambridge ;
elle n'a pas plus à regretter de n'avoir qu'un
petit nombre d'Universités pour ses trois
Royaumes ; tandis que nous en avons pour
chacune de nos provinces. Si donc nous

avons choifi la Capitale de la France pour le
fiége de notre établiffement, c'eft qu'il s'y
en trouve bon nombre qui font déjà tout faits,
& qui fervent merveilleufement à nos deffeins.

6°. On ne ceffe de dire à chaque nouvel
établiffement : La plupart, dans leur origine,
ont une utilité plus ou moins marquée; ils
vieilliffent enfin par l'introduction des abus,
par l'action du temps; il en fera de même de
votre projet de renouvellement pour la Médecine en France.

Réponfe. Il n'en faut pas conclure que nous
devions refter où nous en fommes. Ce feroit
à la pareffe feule à tirer cette conféquence.
Dès qu'on a conftaté des abus réels dans la
Société, on doit prendre toutes les mefures
néceffaires pour les abolir. Ceux qui viendront
après nous, corrigeront de même les défordres dont ils fe feront apperçus; en attendant, nous goûterons les fruits de notre fa-
geffe. Nous avons affez prouvé que des réformes en Médecine étoient néceffaires. Quant
à des améliorations durables que nous défirons y voir faire, fi notre nouvel Inftitut
tomboit jamais dans le relâchement, il fera
plus aifé de reftaurer un établiffement unique
dans le Royaume. Et, nous l'avons déjà dit,

il eſt plus facile d'éclairer la conduite de cinq
Facultés que celle de vingt autres. Ici tout
eſt mis ſous les yeux du Roi & de la Nation.
N'avons-nous pas d'ailleurs l'exemple des Académies & de divers établiſſemens, leſquels,
depuis plus d'un ſiecle, ſubſiſtent avec éclat?

Faut-il que je répete l'objeƈtion que me
faiſoit un Politique, dont néanmoins je con-
noiſſois le grand ſens? Vos Médecins, diſoit-
il, deviendroient trop puiſſans. Quelle autorité, repliquai-je, autre que celle de faire le
bien, pourroient-ils acquérir, pour que leur
ordre peſât plus dans la balance? Tous leurs
travaux ſe feront ſous l'inſpeƈtion d'un Mi-
niſtre & du premier Médecin du Roi; d'ailleurs a-t-on jamais vu que les Savans ayent
abuſé de leurs relations & de leur commerce
littéraire, pour exciter des troubles? La con-
templation habituelle de la Nature eſt ſi propre à nous préſerver des vices, & à nous
guérir des folles ambitions! Les Médecins ſont
de tous les Citoyens les moins livrés à des
prétentions particulieres. Ce qu'on propoſe
de faire pour eux ne les rendra jamais riches
ni puiſſans. Ces encouragemens ſont bien plus
pour l'Art que pour ceux qui l'exercent; ceux-
ci ne doivent chercher & ne trouveront de

vrais dédommagemens de leurs peines que dans l'excellence & la grande utilité de leur profeſſion.

Pour ce qui me regarde, il paroît aſſez, je penſe, qu'aucun intérêt perſonnel ne m'a guidé dans ces projets. Je ne ſuis engagé à aucun Corps ; j'ignore où je fixerai mon établiſſement. A la fin de mon Cours d'études, que j'ai faites les plus longues & les plus aſſidues que j'ai pu, j'ai regretté le temps que j'aurois employé plus utilement ; j'ai ſenti que l'amour de la Science, s'il eût été mieux ſecondé, m'eût conduit plus loin. Je ſouhaiterois que les autres profitaſſent des avantages dont je n'ai pu jouir. Etendant enſuite mes vues au delà de l'éducation des jeunes Médecins, j'ai cherché à perfectionner le grand Art de guérir. Garanti des préjugés que donne l'eſprit de Corps, j'ai cru avoir quelques diſpoſitions à unir mes Collegues par la concorde & l'émulation, à les faire concourir au bien public, à diriger leurs efforts vers un centre, vers cette unité ſi déſirable dans la Monarchie. Une durée de près de quatorze ſiecles (durée plus grande que celle de tous les Etats anciens & modernes), ne prouve-t-elle pas que cette forme de gouvernement eſt la plus convenable à notre chere Patrie ? Puiſſe du moins ce premier effai de mon zele & de mes forces engager quelque heureux génie à exprimer, pour la confervation de nos. con-citoyens, des vœux plus dignes, & qui foient enfin exaucés !

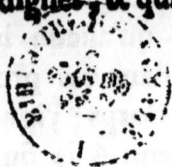

F I N.

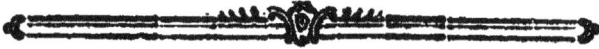

TABLE
DES CHAPITRES.

*P*RÉFACE.   Page 1

CHAP. I. *De la méthode actuelle d'enseigner la Médecine & d'y recevoir les grades.*   18

CHAP. II. *De la correction des abus dans l'enseignement & la promotion aux grades de Médecine.*   58

CHAP. III. *D'un établissement particulier, sous le nom d'Institut royal de Médecine, pour l'enseigner avec plus d'étendue, & la porter à sa perfection.*   80

SECT. I. *Des Professeurs de l'Institut de Médecine.*   89

SECT. II. *Plan d'études dans l'Institut.* 98

SECT. III. *De l'admission à la Licence & au Doctorat.*   114

CHAP. IV. *Extension de l'Institut royal*

de Médecine, pour favoriser les progrès de cette Science dans le royaume, & pour faire l'Histoire Naturelle de la France. 122

CHAP. V. *De l'organisation des différens Corps de Médecins, pour les faire concourir au bien général, & de l'ordre d établir à ce sujet dans tout le royaume.* 145

CHAP. VI. *Estimation générale des dépenses nécessaires dans les plans proposés, & des moyens d'y pourvoir.* 168

CHAP. VII. *Avantages qui résulteront de ces plans pour le Public & pour les Médecins. Objections & réponses.* 186

Fin de la Table des Chapitres.

TABLE

TABLE

DES MATIERES.

A.

ABUS corrigés dans l'enseignement & la promotion aux grades de Médecine, p. 58 & suiv.

Académies ou Colléges de Médecine, propofés pour chaque Province ou trentieme partie de la France, p. 128, 133 & suiv. Leurs fonctions. *ibid.* & p. 153.

Art de guérir. Sa néceffité, p. 2 & suiv. Ses progrès ont été retardés par la négligence des Gouvernemens, & par l'efprit hypothétique des Médecins, pag. 6 & fuiv.

Arts libéraux & mécaniques ont des effets affez fenfibles pour que tous puiffent en juger fainement, p. 39. Il n'en peut être de même de la Médecine, p. 43.

C.

Colléges (fimples) de Médecine, utiles pour des conférences fur des Maladies régnantes, & pour le progrès de l'Art, p. 136.

Corps complet de Médecine, & de toutes les Sciences qui y font relatives : Plan pour fa compofition, p. 138 & fuiv. Il pourroit être réduit à une trentaine de volumes in-4°. p. 139, 162.

D.

Défauts dans la maniere actuelle d'enfeigner la Médecine, & d'y recevoir la permiſſion légale de l'exercer, p. 18 — 49.

Degrés. Ils ſe conferent dans les différentes Facultés avec des honoraires pour les Profeſſeurs : correction de cet abus, p. 41 & ſuiv. Comment il convient de donner les degrés en Médecine dans les Facultés de Province, p. 73 & ſuiv. A l'Inſtitut Royal de Médecine, p. 114 & ſuiv.

Dépenſes pour le progrès de la Médecine, à quoi évaluées en ces plans, p. 168 & ſuiv.

Devoirs particuliers impoſés par la Religion aux Médecins, p. 57.

Droits de réception en Médecine, ne doivent pas être touchés par les Profeſſeurs, p. 41 ; mais dépoſés dans une caiſſe particuliere pour l'avancement de l'Art, p. 117 & 177. Ceux de la Faculté de Paris ne ſont chers qu'à cauſe de la fréquence de ſes actes, & qu'elle n'eſt point ſuffiſamment dotée, p. 124.

E.

Ecole de Médecine pratique ; ſa néceſſité, p. 43 & ſuiv. Comment on doit y procéder, p. 107.

Etabliſſement pour enſeigner la Médecine théorique & pratique, & la porter à ſa perfection, p. 80 & ſuiv.

Etudes en Médecine faites en Province, à Montpellier & à Paris, p. 19 — 28. Défauts qui s'y trouvent, p. 29, 48. Etudes bornées à trois ans, excepté dans la Faculté de Paris, p. 37. Portées à quatre dans les Facultés de Province, non compris la viſite des hôpitaux, p. 173 ; & à ſept ans entiers dans l'Inſtitut. Plan d'études dans cet Etabliſſement, p. 98 & ſuiv.

Etudians en Médecine ; ſont ſurveillés par leurs Maîtres, p. 57 & 119.

Examens en uſage à la Chine pour toutes les profeſſions, p. 36. On déſire que ceux deſtinés aux réceptions des Médecins ſoient publics, p. 39 & ſuiv.

F.

Facultés de Médecine trop nombreuſes en France p. 99

& suiv. On les réduit à cinq pour tout le Royaume,
p. 71 & suiv. La Faculté de Paris a reçu des éloges
dans toutes les réformes de l'Université, p. 123. Ses
principes de désintéressement influent sur la conduite
de ses Membres, p. 125, 190. On l'unit intimement
à l'Institut Royal, p. 117, 122, 127 & suiv.

G.

Gaules (les), généralement très-fecondes & peuplées,
p. 130. Les avantages naturels ont pu rendre le Gouvernement moins attentif sur la conservation des habitans, p. 131.

H.

Hôpital de pratique destiné à la montrer aux jeunes
Médecins, p. 49. L'Impératrice Reine en a établi un
à Vienne dès 1754. Méthode qu'on propose d'employer dans celui de Paris, p. 108 & suiv.
Hospice pour les gens aisés. Sa grande utilité dans Paris, p. 182.

I.

Institut Royal de Médecine : son édifice, accompagné
d'un hôpital & d'un hospice, p. 81, 87. Comment
on y recevra les grades, p. 114 & suiv. Ses réglemens p. 146 & suiv. Intimement lié avec la Faculté
de Paris, p. 117, 127. Son extension par toute la
France, p. 122 & suiv.
Instruction, profitable à tous, principalement dans les
campagnes où l'ignorance & les préjugés détruisent
un grand nombre d'individus, p. 133.
Jugemens du Public sur la Médecine, & les Médecins
ne peuvent naturellement être aussi justes que ceux
qu'il porte sur la plupart des Sciences & des Arts,
p. 43 & suiv.

L.

Latitude assez grande de la vie & de la santé, p. 4.

Le François, Médecin de la Faculté de Paris, opposé à l'usage des theses & des argumentations en Médecine, p. 35. A quelles conditions on peut les conserver, p. 77.

Livres classiques de Médecine, imprimés à l'usage des Etudians, p. 92 & suiv.

M.

Médecine, aussi ancienne que le Monde, p. 1. Comment elle a commencé, p. 14 & 15. Elle a des principes certains, & n'est pas purement conjecturale p. 4 & 5. Témoignage avantageux des Livres Sacrés sur cette Science & ceux qui l'exercent, p. 12. Elle est nécessaire & plus ou moins utile, p. 16. Est fondée sur l'expérience & non sur l'autorité comme la Théologie & la Jurisprudence, p. 62 & suiv. Les connoissances qui la constituent & celles qui lui servent de préliminaires, exigent beaucoup de dépenses, p. 63 — 65. Jointe à la Philosophie, elle peut modérer les passions & rendre les hommes plus heureux, p. 170.

Médecin. Sa définition, p. 51. Outre la probité & l'habileté, il a besoin de courage & de fermeté, p. 52.

Médecins. On reconnoit généralement que la bonne volonté & l'intention ne leur manque pas, p. 16. Faussement accusés d'irréligion, p. 56. Ont reçu jusqu'à présent peu d'encouragemens en France, p. 120. Leur nombre n'est pas suffisant dans les campagnes; moyens d'y parvenir, p. 132. On estime qu'un Médecin ne peut avoir soin de plus de 15 à 1800 personnes prises indistinctement, si elles ne sont pas rassemblées dans un lieu commun, en cas de maladie, p. 182. A ce compte, il faudroit à la France environ 16,000 Médecins. Mais l'Etat peut ne pourvoir à leurs honoraires que pour le soin des pauvres, p. 177.

O.

Objections contre la Médecine, réfutées, p. 4, 17. Contre le système de Médecine pour la France qu'on propose ici, p. 195.

P.

Paris a eu des études plus ou moins floriffantes depuis Charlemagne, p. 58. Eft devenu pour la France ce que fut Athenes pour l'ancienne Grece, p. 68. On y place l'établiffement de l'Inftitut Royal de Médecine, p. 80. Son féjour eft auffi favorable à la fanté qu'aux progrès des Sciences & des Arts, p. 201.

Pharmacopée ou Codex pour toute la France. Sa grande utilité, p. 137.

Prix Académiques, ne font pas propofés dans ces plans. Pourquoi, p. 141 & fuiv.

Pratique de la Médecine mal enfeignée en France, p. 45 & fuiv. Comment enfeignée à l'Inftitut, p. 109 & fuiv.

Profeffeurs en Médecine, au nombre de fix dans les quatre Facultés Provinciales, p. 73 ; au nombre de onze à l'Inftitut, ayant chacun leur Subftitut ou Adjoint, p. 89. Leurs choix & leur traitement, p. 89, 95.

Projets de Réglement pour toute la Médecine en France, p. 186 & fuiv. Pour les quatre Facultés confervées en Province, p. 72 & fuiv. Projets propofés pour la perfection de la Médecine en France : on y a oublié l'article important de l'enfeignement & celui du redreffement des abus dans la réception, p. 143 & fuiv.

Province, ou trentieme divifion de la France ; on propofe de donner un premier Médecin à chacune d'elles, avec des Correfpondans ftipendiés, p. 128. Leur traitement, p. 175 & fuiv.

R.

Religion Chrétienne ; préfente des devoirs particuliers aux Médecins, p. 57.

S.

Secrets (remedes ou arcanes). Leurs abus, p. 78. Comment on peut les faire fervir au bien de la Société, p. 166.

Système de la Féodalité, contraire à l'unité de pouvoir si favorable au bonheur de la Nation, p. 66.
Système de Médecine pour la France, doit se proportionner à la grandeur de l'Empire, & s'occuper des provinces autant que de la Capitale, p. 122 & suiv.

T.

Theses de Médecine, ne sont pas exigées dans ces plans. On ne les rejette pas non plus. Conditions auxquelles on les admet, p. 77.
Tribunal de Médecine pour juger les Médecins & leurs manieres de traiter. N'est pas aisé à composer, p. 54. Un tribunal de guerre peut être le plus souvent souverainement juste, ce qu'on ne pourroit pas dire de celui de Médecine; pourquoi, p. 55.

V.

Visite des pauvres malades dans les Facultés & Colléges, p. 161, 194.
Universités multipliées en Europe, p. 58. Celles de France n'ont pas été établies sur un plan général. Leur dénombrement, p. 60 & suiv. Elles peuvent continuer d'exister avec honneur, quoiqu'on ait séparé la Faculté de Médecine de la plupart d'entre elles, p. 71, 145, 195.

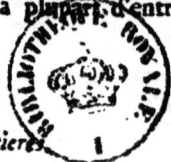

Fin de la Table des Matieres.

De l'Imprimerie de MOUTARD, rue des Mathurins, Hôtel de Cluni.

ERRATA.

Page 6, *ligne* 9, drei, *lisez* dire.

Page 7, *ligne* 2, fonder, *lisez* fondés.

Page 11, *ligne* 12, aux fiecles préfens, *lisez* au fiecle préfent.

Page 24, *ligne* 9, entier, *lisez* entiers.

Page 30, *ligne* 8, de, *lisez* des.

Idem. 10. quand cela fe peut, *lisez* autant qu'ils le peuvent.

Page 31, *ligne* 3, non pas de, *lisez* pas les premiers principes.

Page 40, au lieu de 0, mettez le nombre 40.

Page 50, *ligne* 5, effacez même.

Page 56, *ligne* 3, tient, *lisez* rend.

Page 61, *ligne* 5, du texte, fuffifoient, *lisez* fuffifoient.
22 de la note, on ne la voit, *lisez* on ne voit la Faculté de Médecine.

Page 62, *ligne* 1, fondée, *lisez* fondés.

Page 65, *ligne* 3, fondation, *lisez* fondation.

Page 81, *ligne* 3, de la note, dépen e, *lisez* dépenfe.

Page 85, *ligne* 4 & 5 *effacez* bien plus confidérable.

Page 91, *ligne* 4, *effacez* lequel eft.

Page 101, *derniere ligne*, *effacez* le point qui fuit le mot de Médecin.

Page 110, *derniere ligne*, pricinpes, *lisez* principes.

Page 140, *ligne* 14, maladies, *lisez* maladie.

Page 142, *derniere ligne*, toutfa crifier, *lisez* tout facrifier.

Page 150, *ligne* 5, eur, *lisez* leur.

Page 154, *ligne* 8, l'eftimeront, *lisez* eftimeront.

Page 155, *premiere ligne*, & les, *lisez* & ordonnances.

Page 161, *ligne* 21, pour y exercer, *lisez* d'y exercer.

Page 176, *ligne* 3, raifon, *lisez* à raifon.

Page 190, *ligne* 19, fuccefleurss, *lisez* fuccefleurs.

www.ingramcontent.com/pod-product-compliance
Lightning Source LLC
Chambersburg PA
CBHW072306210326
41519CB00057B/2842